LE

CATHÉTÉRISME CYSTOSCOPIQUE

DES URETÈRES

CONSIDÉRÉ COMME MOYEN DE DIAGNOSTIC

PAR

Le Dr J. DE SARD

PARIS
G. STEINHEIL, ÉDITEUR
2, RUE CASIMIR-DELAVIGNE, 2

1900

LE

CATHÉTÉRISME CYSTOSCOPIQUE DES URETÈRES

CONSIDÉRÉ COMME MOYEN DE DIAGNOSTIC

IMPRIMERIE A.-G. LEMALE, HAVRE

LE
CATHÉTÉRISME CYSTOSCOPIQUE
DES URETÈRES
CONSIDÉRÉ COMME MOYEN DE DIAGNOSTIC

PAR

Le Dr J. DE SARD

PARIS
G. STEINHEIL, ÉDITEUR
2, RUE CASIMIR-DELAVIGNE,
1900

LE

CATHÉTÉRISME CYSTOSCOPIQUE DES URETÈRES

CONSIDÉRÉ COMME MOYEN DE DIAGNOSTIC

INTRODUCTION

M. Imbert (1), dans sa remarquable thèse inaugurale, a fait l'histoire complète du cathétérisme des uretères : nous voulons aujourd'hui donner simplement un aperçu des progrès réalisés depuis que cette méthode a été employée avec quelques succès jusqu'à son perfectionnement accompli par le cystoscope d'Albarran.

La première étape dans cette voie est marquée par les chirurgiens qui, comprenant l'énorme intérêt qu'il y avait dans les cas d'affections complexes du rein et de l'uretère à explorer, soit le contenu de la glande, soit l'état du conduit urétéral, essayèrent de pratiquer des interventions sanglantes qui permirent de cathétériser l'uretère après sa

(1) IMBERT. *Le Cathétérisme des uretères par les voies naturelles.* Thèse de Paris, 1898.

mise au jour. Iversen (1), Guyon et Albarran (2) y arrivèrent en faisant la taille hypogastrique. Bozemann découvrit l'orifice de l'uretère et parvint à laver le rein en faisant la taille vésico-vaginale dont il latéralisait l'incision du côté de l'uretère.

Ces interventions rentraient dans la catégorie de toutes ces grandes opérations, néphrotomie exploratrice, laparotomie exploratrice, etc., qui ne doivent être employées qu'en désespoir de cause, quand tous les autres moyens d'investigation sont épuisés, car elles exposent les malades à tous les inconvénients d'une intervention, sans leur en donner souvent les bienfaits.

La seconde étape appartient à ceux qui désirent arriver au même résultat par de simples manœuvres. Malgré les tentatives de Perez (3) en France, et de plusieurs chirurgiens à l'étranger, jusqu'en 1886 on n'invente aucun procédé pratique; la plupart étaient extrêmement douloureux beaucoup étaient dangereux. A ce moment Pawlick (4) introduit une sonde dans les uretères en prenant comme points de repère certains plis de la muqueuse de la paroi antérieure du vagin. Ce procédé, s'il n'est pas douloureux, et dangereux comme les précédents, a le grand défaut d'être très minutieux, de demander de la part de l'opérateur une rare habileté.

La méthode endoscopique à lumière réfléchie est aussi employée, sans grand succès, par Grünfeld (5), Newmann (6).

(1) *Centralbl. f. Chir.*, 1888.
(2) *Annales génito-urinaires*, 1891, p. 746.
(3) PEREZ. Thèse de Paris, 1888.
(4) PAWLICK. *W. med. Presse*, 1886.
(5) GRÜNFELD. *Allg. W. med. Zeitung*, *Wien. med. Presse*, 1876.
(6) NEWMANN. *Glasgow medical Journ.*, 1883, p. 131.

Il y a six ans, Kelly (1), de New-York, fait connaître le procédé du speculum uréthral, qui présentait de réelles difficultés mais qui lui a donné de bons résultats.

Nous arrivons, enfin, à l'époque de l'invention du cystoscope à lumière directe, et nous voyons entrer, grâce à cet instrument, le cathétérisme des uretères dans une bonne voie de progrès. Après les cystoscopes de Brenner et de Boisseau du Rocher (2), apparaissent ceux de Nitze (3) et Casper (4) en 1896, qui donnent entre les mains de ces auteurs de très bons résultats en permettant le cathétérisme aussi bien chez l'homme que chez la femme. En 1897, M. Albarran (5) fait connaître son cystoscope, d'un dispositif si commode, d'un usage si facile que son emploi devient, après quelques exercices, familier à tous ceux qui ont tant soit peu l'habitude des manœuvres chirurgicales.

Cet appareil a permis à son auteur de réaliser cet énorme progrès dans la chirurgie des voies urinaires, vers lesquelles étaient dirigés les efforts de tous les hommes émérites dont nous avons parlé, la possibilité de connaître d'une façon précise, certaine, l'état d'un rein, l'état d'un uretère.

Sa méthode découverte, il est arrivé, par de successives modifications dans la technique, à faire du cathétérisme des uretères une manœuvre simple, inoffensive et capable de

(1) Kelly. *Am. J. of. Obst.*, janvier 1894

(2) Boisseau du Rocher. *Ann. org.-génit. urin.*, 1892, p. 413. — 1894, p. 51.

(3) Nitze. Zum Cathet der Harnleiter beim Manne. *Centralbl. f. Chir.*, 1895, nos 9 et suivants.

(4) Casper. *Deutsche med. Wochensch.*, 1895, n° 7. — *Société de médecine de Berlin*, 9 janvier 1895.— Der Catheterismus der Ureteren. *Allg. med. Centralzeitung*, 1895.

(5) Albarran. *Revue de Gynecologie et de Chirurgie abdominale*, n° 3, mai-juin 1897.

donner des résultats surprenants. Grâce à lui, nous possédons aujourd'hui un excellent moyen d'investigation et un moyen thérapeutique applicable à certaines affections du rein.

Dans ce travail nous nous proposons d'étudier le cathétérisme comme moyen de diagnostic, et cela d'une façon purement clinique, en nous plaçant dans la situation du chirurgien qui cherche à diagnostiquer la maladie dont il soupçonne l'existence. Nous essaierons de montrer la façon d'établir le diagnostic dans la plupart des différents cas qui peuvent se présenter, en interprétant les renseignements qu'il peut nous donner dans chacun d'eux.

Qu'il nous soit permis, au début de ce travail qui doit terminer nos études officielles, d'adresser nos remerciements à tous nos maîtres qui nous ont si bien accueilli dans cette admirable école qu'est la Faculté de médecine de Paris.

Nous tenons à remercier d'abord M. Fernet, car c'est lui qui a guidé nos premiers pas dans les hôpitaux. Pendant les deux ans que nous avons eu l'honneur de suivre ce maître dans son service de Beaujon, nous avons appris par ses leçons cliniques et par ses conseils, prodigués avec tant de précision et d'affectueuse autorité, à connaître et soigner les maladies; et, par son dévouement envers les malades, la façon de les traiter avec la douceur et les égards que leur situation mérite.

Nos meilleurs remerciements et notre éternelle reconnaissance à notre illustre maître, le Professeur Guyon, qui, après nous avoir enseigné dans sa clinique des voies urinaires cette importante branche de la pathologie, nous a donné une preuve de l'affection qu'il a toujours démontrée envers ses élèves, en acceptant la présidence de cette thèse.

Dans cette même clinique nous avons pu profiter de l'enseignement de M. le professur agrégé Albarran, et sous sa direction, nous avons pu apprécier le développement qu'avec ses expériences, ses procédés opératoires et ses découvertes il a imprimé aux connaissances que l'école de Necker possède. C'est à lui que nous devons le sujet de notre travail. Du fond du cœur nous adressons au meilleur des amis et au plus aimable des maîtres l'expression de notre gratitude.

Le Professeur Pinard nous a appris l'obstétrique, et de notre stage dans sa belle clinique d'accouchements, modèle d'ordre et d'installation, nous garderons un excellent souvenir.

Dans la triste impossibilité de lui exprimer notre reconnaissance, nous adressons un souvenir d'affectueuse admiration à la mémoire de notre excellent ami, le docteur Glantenay, qui fut notre prosecteur d'anatomie et notre chef à la consultation externe de Necker d'abord, et dans un service de Broussais plus tard, quand il venait d'être nommé chirurgien des hôpitaux. C'est à lui que nous devons presque toutes nos connaissances d'anatomie, de physiologie et de pathologie externe.

CHAPITRE PREMIER

Technique opératoire.

Description des appareils.

Description du cystoscope d'Albarran (1). — « Cet instrument se compose de plusieurs pièces distinctes :

a) La portion optique de l'instrument (fig. 1), à la disposition générale d'un cystoscope ordinaire de Nitze. Les modifications portent : 1° sur la lampe *a*, d'une intensité plus considérable et qui est articulée de manière à pouvoir être facilement changée par le chirurgien lui-même ; 2° sur

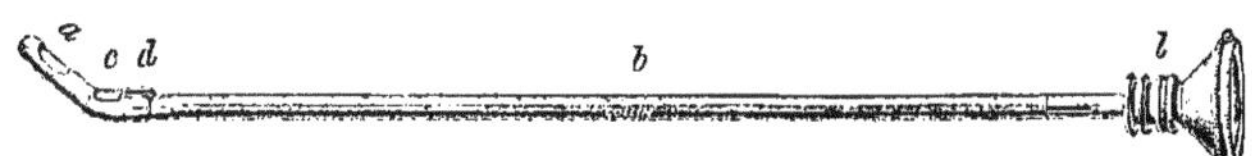

Fig. 1. — Cystoscope d'Albarran. Portion optique.

la longue tige *b* de l'instrument, qui est très mince et se continue en bas avec la portion renflée qui porte le prisme *c*. Sur la face antérieure de cette portion droite du cystoscope, tout près du point où elle se continue, sur sa face antérieure, avec le prisme, se trouve une encoche *d*, qui reçoit l'onglet dont est munie la portion urétérale de l'ins-

(1) *Traité de Chirurgie*, t. VIII, Maladies du rein et de l'uretère, p. 608.

trument ; 3° sur le mode de transmission du courant électrique destiné à allumer la lampe ; dans la gorge *l* de l'instrument se trouve un anneau avec lequel viennent se mettre en contact les conducteurs ; cet anneau permet de tourner le cystoscope en tous sens, sans que les fils s'enroulent et sans que le contact soit interrompu.

La portion optique de l'instrument constitue à elle seule un cystoscope complet pour les usages courants ; elle est douée d'un large champ visuel et possède une grande puissance éclairante.

Sur cette portion optique, peuvent se monter à volonté les deux portions urétérale ou irrigatrice ;

b) La pièce urétérale (fig. 2) est formée par une demi-

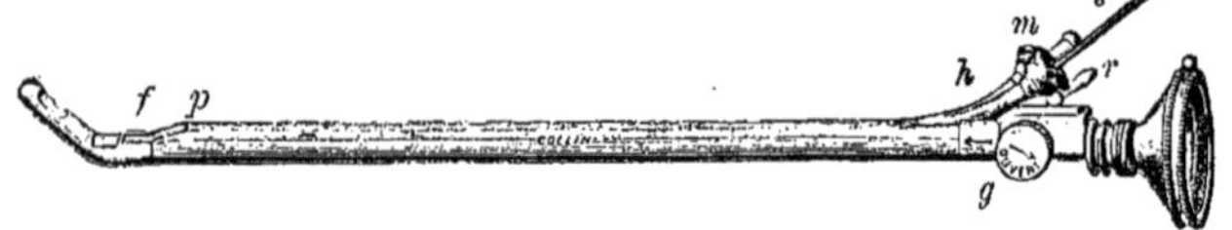

FIG. 2. — Cystoscope d'Albarran. Pièce urétérale montée.

gouttière, qui s'emboîte parfaitement sur la portion optique.

Le long des parties latérales de cette gouttière se trouvent deux fines tiges d'acier *e* qui, du côté de la portion optique du cystoscope, viennent s'articuler avec un onglet *f*. Cet onglet (fig. 3) est articulé avec la demi-gouttière, et peut prendre toutes positions intermédiaires entre l'horizontale et un angle de 130° ; lorsque l'onglet occupe cette dernière position, il s'emboîte parfaitement avec la partie terminale de la gouttière : c'est la position de repos de l'instrument. Les mouvements de l'onglet s'obtiennent à l'aide d'une roue *g* qui, placée près de l'extrémité oculaire de l'instrument, a pour fonction de faire glisser les tiges d'acier que j'ai signalées et, par leur intermédiaire, d'élever ou d'abaisser l'onglet. La voûte de la demi-gouttière, qui constitue la pièce urétérale, est parcourue par un canal *h* destiné à laisser passer la sonde *s ;* cette sonde sort en bas par l'orifice *p*, placé en avant de l'onglet ; aussi se trouve-t-elle reposer sur celui-ci lorsqu'on la pousse. Cette disposition

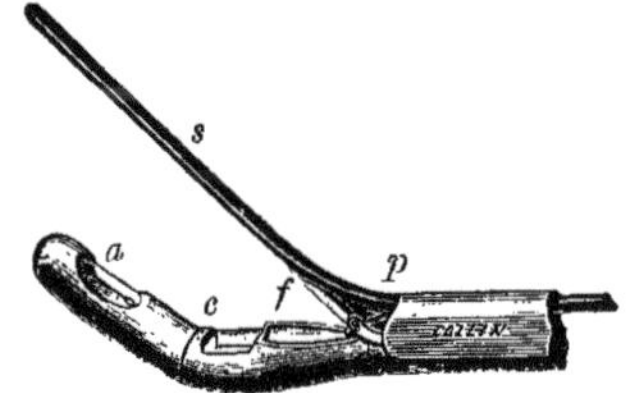

FIG. 3. — Détail de l'extrémité de l'instrument.

permet, en manœuvrant la roue *g*, de donner au bec de la sonde la position que l'on veut entre l'horizontale et un angle de 140° ; on peut ainsi changer à volonté, et avec la plus grande précision, l'inclinaison de la sonde. Le conduit destiné à la sonde urétérale présente au niveau de son orifice extérieur une petite boîte vissée *m*, qui contient une rondelle en caoutchouc percée pour le passage de la sonde ; en serrant plus ou moins la vis, on aplatit la rondelle de caoutchouc qui s'applique sur la sonde ; et par cet artifice, tout en laissant à la sonde des mouvements libres de glissement, on empêche le liquide vésical de sortir en dehors.

Sur le conduit de la sonde urétérale vient se souder un autre conduit *r*, muni d'un petit robinet ; ce conduit sert, pendant l'examen, à pratiquer des injections vésicales destinées, si besoin est, à nettoyer le prisme ou la glace, ou encore à modifier la quantité de liquide contenue dans la vessie, ou à le changer s'il est trouble.

Lorsque la pièce urétérale est montée, par simple pression, sur la portion optique de l'instrument, le cystoscope, dans son ensemble, présente un calibre n° 25 (Charrière) (fig. 2). Lorsqu'on pousse la sonde urétérale, on aperçoit son extrémité vésicale aussitôt que celle-ci dépasse la pointe de l'onglet, tandis que cet onglet lui-même reste invisible; cette disposition permet de suivre, avec la plus grande facilité, les mouvements d'avant en arrière, exécutés par la sonde, sans que la vue puisse être gênée par les parties métalliques de l'instrument;

c) La pièce irrigatrice (fig. 4) est formée, elle aussi, par

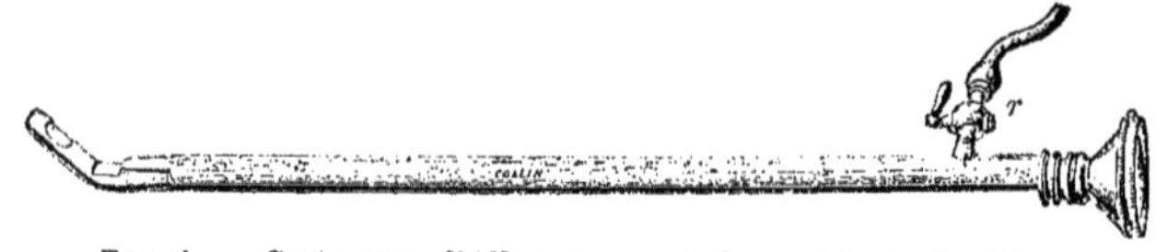

Fig. 4. — Cystoscope d'Albarran, muni de sa pièce irrigatrice.

une demi-gouttière, qui s'emboîte exactement sur la portion optique. Dans la portion convexe antérieure de cette demi-gouttière se trouve un canal d'irrigation dont l'extrémité vésicale vient s'appliquer sur le bord du prisme, et dont l'extrémité extérieure (*r*) présente un petit robinet.

Lorsque la pièce irrigatrice est montée sur la portion optique, l'instrument représente un cystoscope irrigateur, dont le large canal irrigateur permet, pendant l'examen cystoscopique, de laver largement le prisme et la lampe de l'appareil.

Voici quels me paraissent être les avantages de l'instrument que j'ai fait construire :

1° Le même instrument peut servir à volonté de cystoscope simple, de cystoscope irrigateur ou de cystoscope urétéral; le cumul instrumental a, au point de vue économique, une certaine importance, étant donné le prix élevé de ces cystoscopes. Au point de vue du cathétérisme des uretères, je ferai remarquer les avantages suivants :

2° Le champ visuel de l'instrument est très large, ce qui permet de trouver les uretères aussi facilement qu'avec les meilleurs cystoscopes ordinaires.

3° L'intensité lumineuse de la lampe donne un champ fortement éclairé, ce qui facilite grandement les manœuvres.

4° Facilité vraiment remarquable de pratiquer le cathétérisme aussi bien chez l'homme que chez la femme. La précision des mouvements donnés à l'extrémité de la sonde est telle que bien souvent j'ai pratiqué le cathétérisme en quelques secondes, et que plusieurs de nos élèves de Necker ont appris très facilement à faire ce cathétérisme. Grâce à cet instrument, le sondage des uretères est devenu chose courante dans le service de mon maître, M. Guyon, et il ne se passe guère de jour sans que le cathétérisme des uretères soit pratiqué dans ses salles.

5° Les mouvements dont jouit la sonde urétérale sont si étendus que jusqu'à présent j'ai réussi le cathétérisme dans tous les cas, même lorsque la prostate est hypertrophiée.

6° La sonde pénètre dans l'uretère, dans la direction la plus appropriée, pour la faire avancer vers le rein, c'est-à-dire de bas en haut et de dedans en dehors.

7° L'instrument est parfaitement étanche.

8° La pièce urétérale qui reçoit la sonde, formant une portion de l'instrument indépendante de l'appareil optique, peut être mise à l'étuve sèche ; tout l'intrument, y compris la portion optique, est facilement stérilisable dans mon étuve thermo-formogène.

9° Pendant le cathétérisme on peut nettoyer par irrigation le prisme et la lampe qui peuvent parfois être salis dans la traversée de l'urèthre. On peut aussi, le cystoscope restant introduit dans la vessie, augmenter ou diminuer la quantité du liquide contenu dans le réservoir, et même pratiquer facilement un véritable lavage de la vessie. L'utilité de ces manœuvres est surtout appréciable lorsque le liquide vésical est troublé par le sang ou par le pus ; dans ces conditions, la vision devient indistincte, et, si on ne pouvait changer le liquide, on devrait renoncer à l'examen.

10° Le calibre du tube urétéral permet d'introduire directement dans l'uretère des sondes n° 8 de la filière Charrière. »

Sondes. — Les sondes employées pour le cathétérisme des uretères sont construites sur différentes types que l'on peut résumer à trois :

Sondes à bout rond (fig. 5 (*1*) et 8).

Sondes bougies à boule olivaire (fig. 5) (*2*).

Sondes à bout coupé (fig. 5 (*3*) et 6).

Les deux premières sondes sont employées pour le cathétérisme ordinaire ; la sonde à bout coupé (fig. 5 (*3*) et 6) sert quand on veut placer dans l'uretère une sonde du calibre supérieur n°s 9, 10, 11, 12 par exemple; elles se placent alors en glissant sur un mandrin (fig. 7) préalablement

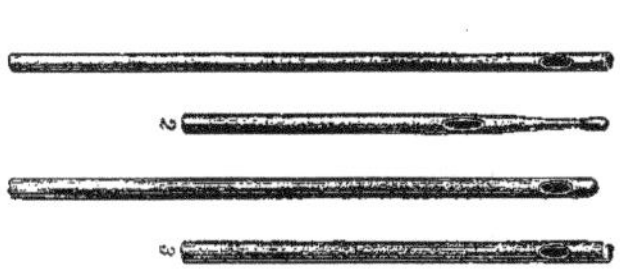

FIG. 5. — Sondes nos 6, 6 ½, 7, 7 ½.

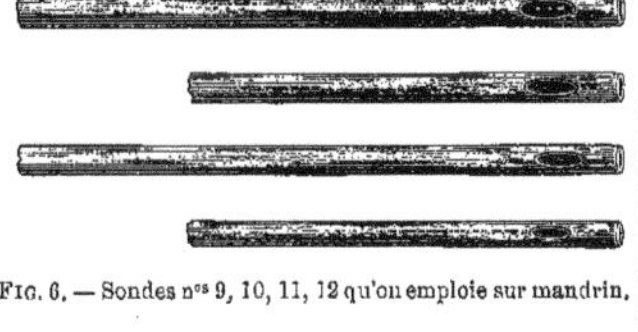

FIG. 6. — Sondes nos 9, 10, 11, 12 qu'on emploie sur mandrin.

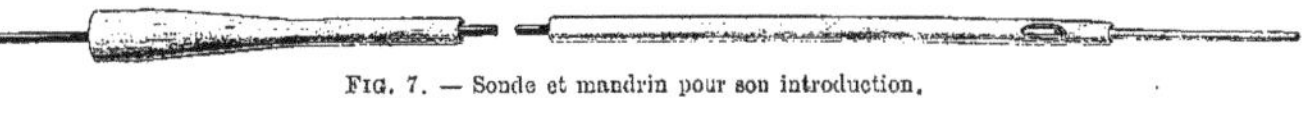

FIG. 7. — Sonde et mandrin pour son introduction.

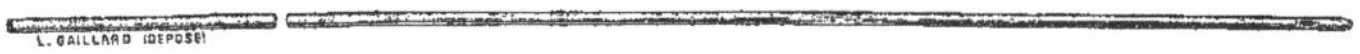

FIG. 8. — Sonde urétérale ordinaire.

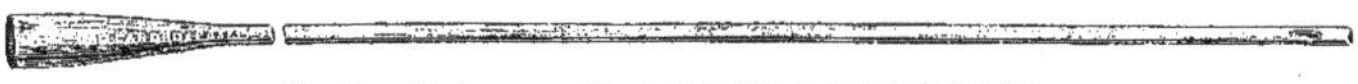

FIG. 9. — Sonde avec pavillon pour faciliter les lavages du bassinet.

introduit jusqu'au rein et retiré quand la sonde est en place.

Les sondes employées à Necker aussi bien que le cysto-

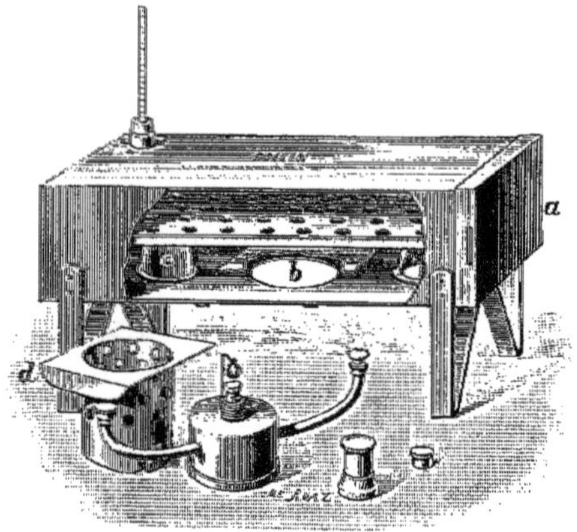

FIG. 10. — Étuve thermo-formogène d'ALBARRAN (petit modèle).

scope, sont stérilisées par les vapeurs de formol employées à chaud, au moyen de l'étuve thermo-formogène d'Albarran

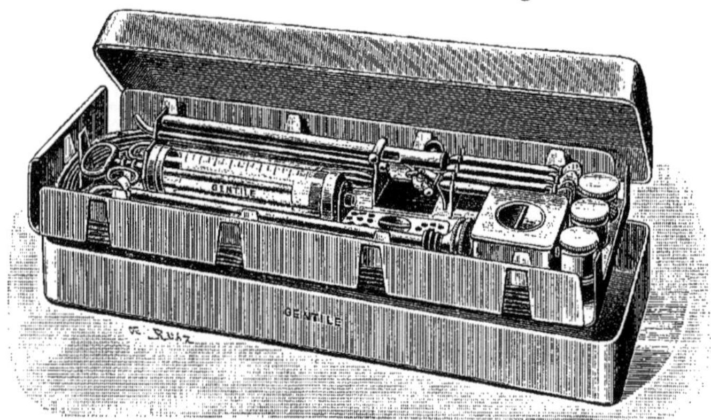

FIG. 11. — Boîte métallique du Dr O. PASTEAU.

(fig. 10). Dans l'intervalle des cathétérismes, instruments

et sondes peuvent être conservés dans des trousses métalliques (fig. 11).

Technique du cathétérisme.

L'étude de la technique du cathétérisme cystoscopique des uretères comprend deux parties bien nettes, qui sont : les manœuvres préopératoires (préparation des instruments et du malade) et le cathétérisme proprement dit (introduction du cystoscope et cathétérisme de l'uretère).

Préparation de l'instrument. — Le cystoscope, les fils et la pince doivent être parfaitement aseptiques, ainsi que les sondes. La stérilisation complète peut être obtenue en une demi-heure en se servant de l'étuve thermo-formogène d'Albarran, comme nous l'avons dit précédemment.

Nous avons à peine besoin de rappeler que les mains de l'opérateur doivent être parfaitement aseptisées et qu'avant d'employer le cystoscope et les sondes, il est au moins prudent de les vérifier et de se rendre compte de leur bon fonctionnement.

Préparation du malade. — La question de préparation du malade est complexe; en effet, il faut s'assurer, d'une part, si le canal et la vessie ne s'opposeront pas à l'introduction des instruments ou de la quantité de liquide nécessaire; il faut ensuite discuter s'il est nécessaire de recourir à l'anesthésie générale ou locale.

Il est donc nécessaire de s'assurer du calibre du méat

et de l'urèthre, au moyen d'une sonde n° 25 ; si celle-ci ne peut pas passer à cause de l'étroitesse du méat, on utilise le méatotome ; si elle ne passe pas à cause de l'étroitesse du canal uréthral, il faut surseoir à l'examen et pratiquer la dilatation progressive préalable.

Pour ce qui est de l'anesthésie, il faudrait passer ici en revue l'influence qu'elle peut avoir, d'une part, pour l'introduction du cystoscope dans le canal, d'autre part, pour permettre à la vessie de recevoir et de garder une quantité de liquide supérieure à celle qu'on pourrait y introduire sans anesthésie.

Ce n'est pas le lieu,dans ce travail, de discuter de point en point chacune de ces questions et nous rappellerons seulement les principes suivants, pour favoriser l'introduction du cystoscope chez l'homme : l'emploi des instillations uréthrales de cocaïne ou d'eucaïne peut rendre des services. Pour ce qui est d'augmenter la tolérance vésicale, on peut avoir parfois de bons résultats de l'emploi de la chloroformisation ; enfin les lavements ou suppositoires calmants sont également parfois de grand secours.

Toutes ces précautions ayant été prises, on n'a plus qu'à prendre les dispositions qui précèdent immédiatement l'opération et qui n'en forment en quelque sorte que le premier temps.

Le malade doit être placé comme pour un examen cystoscopique, c'est-à-dire couché incomplètement sur une table assez élevée, pour que l'opérateur puisse facilement pratiquer l'examen, tout en restant assis ; le siège est placé sur le bord du lit, les jambes fléchies, s'appuyant sur deux pédales, le dos et la tête relevés à l'aide d'un dossier mobile.

On lave le méat et l'urèthre, puis avec une sonde molle, la vessie, longuement, jusqu'à ce que le liquide revienne complètement clair; une fois la vessie lavée, on la remplit d'eau boriquée, avec la même sonde molle et une seringue. Il faut autant que possible injecter 150 ou 200 grammes de liquide; le minimum est de 60 à 80 grammes.

Recherche de l'orifice urétéral. — D'une façon générale, dans les cas où la capacité vésicale est bonne, pour trouver l'orifice urétéral, il faut, une fois le cystoscope introduit dans la vessie, placer l'index qui occupe la portion optique en dehors et en bas, formant un angle à peu près de 35° avec l'horizontale.

Nous n'insisterons pas sur cette manœuvre de cystoscopie qui a été si bien décrite par Albarran (1).

Introduction de la sonde dans l'uretère. — Quand on a bien vu l'orifice urétéral, l'essentiel pour agir aisément est de ne plus bouger la main qui tient le cystoscope. C'est avec l'autre main qu'il faut manœuvrer la sonde urétérale, de cette manière l'orifice urétéral reste absolument fixé et il est plus facile de faire le cathétérisme.

La deuxième précaution à prendre, est de faire de petits mouvements, poussant, puis inclinant successivement la sonde au moyen de l'onglet; on arrive ainsi à l'introduire dans l'orifice urétéral.

(1) Guyon. *Maladies des voies urinaires*, t. III, XXXIVe leçon. (Leçon faite à l'hôpital Necker par M. Albarran.)

Introduction de la sonde jusque dans le bassinet. — Pour pouvoir arriver jusque dans le bassinet, il est nécessaire de pousser la sonde, le cystoscope et son onglet restant dans la position même qu'ils avaient lorsque l'extrémité de la sonde a été introduite dans l'orifice urétéral.

« Il faut la pousser sous le contrôle de la vue, très doucement, en maintenant toujours l'appareil dans la position avec la main fixatrice, la sonde se trouve ainsi poussée dans la direction qu'on lui a donnée pour l'introduire.

Dès que l'écoulement rénal se produit, il faut s'arrêter; si on voit la sonde se couder à l'orifice urétéral dans la vessie, il suffit de la retirer d'un demi-centimètre environ pour qu'elle soit bien placée » (1).

(1) Pasteau. *Technique opératoire du cathétérisme des uretères.* Cong. Assoc. urol., 1898, p. 409.

CHAPITRE II

Le cathétérisme des uretères comme moyen de diagnostic d'une affection urinaire.

On peut, dans certains cas, se trouver en face de malades porteurs d'une tumeur abdominale faisant saillie à la région lombaire, tumeur à type rénal qui, par son aspect aussi bien que par les troubles locaux ou généraux qu'elle provoque, peut faire croire à une lésion rénale sans qu'on ait rien toutefois d'assez caractéristique pour en imposer le diagnostic.

Les moyens d'exploration ordinaire associés à l'étude des antécédents et au mode de développement de la tumeur suffisent presque toujours à éclairer le diagnostic, faisant savoir s'il s'agit d'une tumeur abdominale ou d'un rein augmenté de volume ; mais quelquefois les sensations que ces procédés font éprouver, les renseignements qu'ils donnent sont incomplets et laissent dans le doute ; dans certains cas même, ils induisent en erreur : par exemple, on constate que la tumeur présente le contact lombaire aussi bien que le ballottement, et il s'agit d'une tumeur de la partie postérieure de la face inférieure du foie.

Si on a recours au cathétérisme des uretères, on est en mesure de savoir si le rein présente des lésions, soit qu'on se rende directement compte de l'état pathologique de la glande, soit que par l'analyse des urines nous voyions que sa sécrétion est anormale.

Si ces lésions existent, on peut affirmer qu'il s'agit bien d'une affection rénale ; dans le cas contraire, on a presque sûrement le droit de dire que c'est dans un autre organe que siège la maladie.

Les cas dont nous venons de parler, c'est-à-dire ceux dans lesquels on peut prendre pour une maladie rénale une tumeur d'un autre organe, ne sont pas rares. Qu'il nous suffise de rappeler ici les observations de Pawlick (1), d'Albarran (obs. 2), dans lesquelles on a pu faire le diagnostic de kyste de l'ovaire, et ceux d'Imbert (obs. 3), de Pasteau, où l'on s'arrêta à l'idée de kyste hydatique du foie.

Des cas contraires peuvent exister également : si, le rein étant déplacé, il se trouve dans la cavité abdominale aux environs de l'ombilic ou plus bas du côté de la fosse iliaque, ou dans une position intermédiaire aux deux précédentes, il peut être facilement confondu avec une tumeur des organes dont il occupe la place normale. Nous citerons, par exemple, l'observation de Pawlick (2), où on put croire d'abord à une grossesse, puis à un kyste de l'ovaire et dans laquelle le cathétérisme de l'uretère permit de constater que l'urine du rein droit était sanglante, tandis que celle du rein gauche était absolument claire : l'examen complet amena ainsi au diagnostic, qui fut confirmé par l'opération, de tumeur du rein.

Il en serait évidemment de même si ayant affaire à

(1) PAWLICK. *W. med. Presse*, 1886. Thèse IMBERT, obs. XXIV, p. 126.
(2) PAWLICK. *W. med. Presse*, 1886. Thèse IMBERT, obs. XXVII, p. 129.

une hydronéphrose dans un rein ectopié on arrivait à vider la poche, ou bien à la distendre en y injectant du liquide par la sonde urétérale ; d'ailleurs, dans ces cas d'anomalie de position du rein, l'examen détaillé des régions lombaires et, plus particulièrement, l'examen phonendoscopique pourraient démontrer concurremment l'absence d'un des reins dans sa position normale (obs. 3).

Obs. **1.** — **Albarran** (1). *Hydronéphrose diagnostiquée cliniquement; le cathétérisme urétéral fait porter le diagnostic de kyste de l'ovaire.*

Mme G..., âgée de 62 ans, a vu, sans aucune cause déterminée, son ventre se développer de plus en plus; elle accuse des troubles digestifs et une grande fatigue. En outre, la malade remarque qu'elle urine fort peu ; à deux reprises, la quantité d'urine mesurée dans les vingt-quatre heures n'atteint pas 550 gr. La composition des urines est, du reste, normale.

A l'examen, on constate une *volumineuse tumeur abdominale remplissant tout le côté droit du ventre* et dépassant largement, à gauche, la limite externe du muscle droit. La tumeur est lisse, régulière, rénitente, mate à la percussion, et sa matité se continue avec celle du foie. Cette tumeur, trop grosse, ne ballotte pas, mais elle est largement en contact avec la fosse lombaire. L'utérus est normal et mobile.

M. Nélaton, qui voit la malade, pense à la possibilité d'une hydronéphrose et me l'envoie pour que je l'étudie par le cathétérisme urétéral.

Le 9 septembre 1897, je fais avec la plus grande facilité le *cathétérisme de l'uretère droit*. Sur le moment il ne s'écoule par la sonde que quelques gouttes de liquide; la sonde est laissée

(1) *Congrès fr. d'Urologie* 1897. In thèse Imbert, obs. IV, p. 105.

à demeure pendant quarante-huit heures, et les urines des deux reins séparément analysées.

9 septembre :

	REIN DROIT	REIN GAUCHE
Quantité	220	250
Densité	1,027	1,025
Réaction	Acide.	Acide.
Urée, par litre	26 gr. 90	21 gr. 30
Chlorures	8 gram.	5 gr. 80
Phosphates	3 gr. 88	3 gr. 44
Albumine	1 gram.	1 gr. 10

10 septembre :

	REIN DROIT	REIN GAUCHE
Quantité	230	215
Densité	1,021	1,022
Réaction	Acide.	Acide.
Urée	24 gr. 90	26 gr. 20
Chlorures	7 gr. 20	7 gr. 80
Phosphates	2 gr. 64	2 gr. 50
Albumine	1 gram.	0 gr. 90

La facilité avec laquelle j'avais pratiqué le cathétérisme sans qu'il s'écoulât immédiatement par la sonde une grande quantité d'urine, comme cela se voit lorsqu'on pénètre dans une poche d'uronéphrose, m'avait déjà fait penser qu'*il ne s'agissait pas d'une rétention rénale;* l'analyse comparative des urines des deux reins démontra que les glandes fonctionnaient bien, ce qui écarta défitivement le diagnostic jusqu'alors probable d'hydronéphrose.

Je pensai alors, soit à un kyste ovarique adhérent, soit à un kyste du foie, et je pratiquai la laparotomie, le 10 septembre 1897. Je trouvai un *grand kyste multiloculaire de l'ovaire droit, adhérent au foie et à la paroi abdominale.* Cette malade guérit sans accidents d'aucune sorte.

Obs. **2.** — **Imbert** (1). *Kyste hydatique du foie pris pour une hydronéphrose; le cathétérisme de l'uretère démontre que le rein est indemne. Laparotomie.*

Cécile G..., 48 ans, entre le 9 juin 1897, dans le service de M. Bouilly à l'hôpital Cochin, salle IV, lit n° 11.

Ménopause depuis un an; trois enfants, le dernier il y a onze ans.

Il y a sept ans, la malade s'est aperçue de l'existence, dans l'hypocondre droit, d'une grosseur du volume d'un œuf de poule, qui a augmenté progressivement, sans débâcles urinaires ; depuis un an, la tumeur est demeurée sensiblement stationnaire.

A l'entrée de la malade, on trouve une *tuméfaction occupant le flanc droit*, descendant jusque dans la fosse iliaque droite et atteignant la ligne médiane; elle est arrondie, lisse, régulière, sans fluctuation, très mobile; matité se continuant avec la matité hépatique. Culs-de-sac vaginaux libres.

Je pratique sans difficulté le *cathétérisme urétéral; la sonde, laissée en place vingt-quatre heures, donne une urine normale en quantité et en qualité; la tumeur ne diminue pas, après son application.*

Le 26 juin, on fait une *incision lombaire et l'on reconnaît que le rein est sain et complètement indépendant de la tumeur.*

On referme l'incision et l'on fait une laparotomie. On tombe sur une masse rougeâtre, entourée de tout côtés par les anses intestinales et recouverte par l'épiploon. Au cours des manœuvres la tumeur est ouverte et laisse échapper des hydatides de différentes grosseurs. La tumeur est largement ouverte et l'on voit qu'elle s'est développée aux dépens de la face inférieure du foie. Drainage et tamponnement. Le drainage est maintenu jusqu'au 6 août. A sa sortie, la malade ne conserve plus qu'un trajet fistuleux extrêmement court par lequel s'échappent a peine une ou deux gouttes de liquide.

(1) Thèse, obs. II, p. 104.

Obs. 3. — **Albarran** (1). *Uropyonéphrose dans un rein droit ectopié. Le cathétérisme de l'uretère démontre l'existence de la poche rénale.*

Octavie Br..., couturière, entre le 17 février 1897 à Necker, salle Laugier, dans le service du Dr Guyon.

En septembre 1898 (le 11), elle a été prise brusquement de vomissements qui ont persisté depuis le soir jusqu'au lendemain, à midi. La malade ressentit de violentes douleurs dans la région rénale droite. Elle constate alors une tuméfaction dans le côté droit de l'abdomen. L'apparition de cette tumeur a eu lieu brusquement, et son accroissement a été très rapide. La malade croit se souvenir que ses urines furent, à cette époque, très épaisses et même purulentes, jamais hématuriques.

Le 16, la malade entre à Bicêtre, où M. Souligoux l'opère. M. Souligoux fait l'incision abdominale et l'on constate actuellement une longue cicatrice longitudinale à droite de la ligne médiane, avec fistule par laquelle s'écoulent du pus et de l'urine.

Le 17 février 1899, la malade entre à Necker. En faisant le *cathétérisme de l'uretère droit* et en injectant du liquide dans le rein, on détermine la formation d'une poche flasque, qui n'est autre que la coque rénale.

Le 15 avril, M. Albarran pratique l'anastomose latérale de l'uretère, mais il opère dans des conditions désavantageuses ; le rein fixé en avant ne se laisse pas amener à la plaie.

Le 22 mai, on retire la sonde urétérale.

Le 30, M. Albarran pratique le cathétérisme de l'uretère droit, car la malade fait de la rétention ; la sonde ne pénètre probablement pas jusque dans le bassinet. Le cathétérisme est donc négatif.

Le 31, il s'est formé une légère fistule lombaire avec léger suintement à l'extérieur. M. Duval débride d'un coup de ciseau, et il s'échappe au moins 150 gr. d'urine mélangée à du pus. Gros drain et lavage à l'eau boriquée et au nitrate d'argent.

(1) Thèse Gonet, obs. VIII.

Le 10 juin, on laisse un drain plus petit pour permettre à l'orifice de se fermer.

Le 15, M. Albarran pratique l'ouverture large du rein, la néphrostomie, pour empêcher toute rétention.

Le 6 juillet, M. Albarran fait une néphrectomie lombaire sous-capsulaire par morcellement. Drainage de la plaie.

Le 7, malade très affaiblie. Injection sous-cutanée de 1,000 gr. de sérum. Urine de vingt-quatre heures égale 400 gr. Température, 38°,2.

Le 8, l'état de la malade est le même : 1,000 gr. de sérum. Quantité d'urine en vingt-quatre heures, 450 gr. Température, 38°,4.

Le 9, l'état de la malade est meilleur : 500 gr. d'urine.

Le 10, l'amélioration continue : 600 gr. d'urine.

Le 25, on enlève le drain.

La malade sort le 13 août, la plaie lombaire étant presque complètement fermée.

CHAPITRE III

Le cathétérisme des uretères comme moyen de diagnostic du siège de la lésion urinaire.

On sait avec quelle fréquence apparaissent ces deux grands symptômes urinaires, la pyurie, l'hématurie, sans qu'on puisse se rendre compte parfois de la source qui fournit le pus et le sang ; sans que ni les commémoratifs, ni l'exploration par les moyens ordinaires soient suffisants à faire connaître d'une manière certaine si l'origine du pus ou du sang se trouve dans le rein ou dans la vessie.

On se trouve ici en présence d'une maladie grave de l'appareil urinaire où une intervention s'impose ; quelquefois même elle est urgente et, par conséquent, il est de la plus haute importance de connaître auparavant si elle doit porter sur le rein ou sur la vessie.

Pyurie. — Puisqu'il y a du pus dans l'urine, nous allons passer en revue les différents aspects d'une urine purulente : urine déposant énormément, urine uniformément trouble.

1° Dans le cas d'urine avec dépôt considérable, le pus peut être d'origine vésicale aussi bien que d'origine rénale. S'il vient de la vessie, il est dû à une péricystite ou à un abcès ouvert dans la vessie ; s'il vient du rein, il résulte d'un abcès ouvert dans le rein ou le bassinet, ou d'une pyélite ;

on sait que le dépôt, dans cette dernière affection, est énorme et qu'on trouve dans le fond du bocal une telle couche de pus que M. Guyon appelle les malades qui en sont atteints des « pisseurs de pus ».

Dans ce cas la cystoscopie renseigne le plus souvent d'une façon précise : on voit par l'orifice urétéral, ou dans la région de cet orifice si on peut le distinguer, sourdre par intermittence du pus, ou bien même, si ce pus est très épais, on constate qu'il se forme à ce niveau de véritables gouttelettes blanchâtres qui s'amoncellent d'abord, puis s'étalent en couches régulières dans la région observée.

2° Si l'urine est uniformément trouble et ne dépose pas dans le bocal, le pus peut encore être fourni par la vessie ou par le rein sans qu'on puisse quelquefois porter sûrement le diagnostic du siège.

Sans doute, si la quantité d'urine fournie est considérable, si la vessie est très tolérante ; si la cystoscopie démontre, pour ainsi dire, l'absence de lésions vésicales, ulcérations, vascularisation exagérée, on peut penser à une lésion rénale infectieuse. Ce diagnostic a d'autant plus de poids que l'on peut constater une augmentation de volume d'un ou des deux reins.

De même, si on voit sourdre par intervalle dans le liquide clair injecté dans la vessie un liquide trouble par un orifice urétéral, on portera le diagnostic de pyélite ou de pyélonéphrite. Malheureusement il n'en est pas toujours ainsi ; les symptômes ne sont pas toujours aussi nets, et nous nous sommes trouvé parfois dans le cas de ne pas pouvoir affirmer par la simple cystoscopie l'arrivée d'un liquide légèrement trouble par l'uretère, et alors on ne peut être certain de la lésion rénale qu'après avoir constaté qu'il existe de l'urine trouble dans le bassinet et, pour cela, il faut faire le cathétérisme de l'uretère.

Dans ces circonstances, lequel des deux reins doit-on cathétériser ? Nous répondrons à cette question dans un chapitre suivant; pour le moment nous voudrions insister seulement sur ce point, que le cathétérisme ne doit être employé en présence d'une pyurie qu'après qu'on a épuisé tous les autres moyens d'exploration.

Il faut bien penser, en effet, qu'on peut s'exposer dans des cas semblables à cathétériser un rein non malade; sans doute l'infection rénale à la suite de cathétérisme, même dans les cas où la vessie est légèrement infectée, est exceptionnelle; mais nous croyons quand même faire œuvre utile, aussi bien pour les malades à cathétériser que pour éviter des mécomptes qui seraient fatalement mis sur le compte de la méthode d'exploration, en formulant ici quelques préceptes, sans crainte d'ailleurs d'insister trop à cause de l'importance de la question :

1° Le lavage préparatoire de la vessie doit être prolongé et aussi complet que possible.

2° Le cathétérisme doit être rapide et surtout pratiqué avec la plus grande attention pour éviter la moindre lésion des muqueuses vésicale et urétérale, car si les microorganismes passant dans le conduit urinaire ne l'atteignent pas souvent quand il est intact, ils y causent presque fatalement des lésions quand ses tissus sont désorganisés.

3° On doit toujours faire suivre l'opération d'un lavage avec une solution de nitrate d'argent à 1 p. 1000, lavage du rein, de l'uretère et de la vessie. Pour laver l'uretère, on poussera doucement le liquide en retirant la sonde ; de cette façon toute l'étendue du conduit sera successivement mouillée par la solution.

4° On doit s'abstenir de pratiquer le cathétérisme toutes les fois que le malade présente de la fièvre.

Hématurie. — Il est souvent impossible de connaître l'origine vésicale ou rénale d'une hématurie, et devant l'intérêt énorme qu'on a à savoir d'une façon certaine le lieu exact d'origine du sang, on doit essayer par tous les moyens de faire ce diagnostic précis, car du diagnostic dépend l'intervention, cystostomie pour tumeur vésicale, intervention lombaire pour lésion rénale, par exemple.

La cystoscopie peut dans presque tous les cas, associée à l'irrigation, faire constater l'existence d'une tumeur siégeant dans la vessie. Il suffit pour cela de débarrasser l'organe de ses caillots et de remplacer le liquide vésical assez vite pour que le sang ne trouble pas trop le milieu dans lequel on opère.

Si la cystoscopie est impossible, le cathétérisme peut-il être utile ?

Il paraît paradoxal de dire que dans l'impossibilité d'établir un diagnostic par la cystoscopie on peut avoir recours au cathétérisme cystoscopique des uretères, car on devrait croire que si la cystoscopie n'est pas praticable, le cathétérisme, à plus forte raison, ne doit pas l'être davantage.

On peut y avoir recours cependant, parce qu'il y a des cas, exceptionnels il est vrai, mais qui existent, puisque nous en rapportons un exemple, dans lequel le cathétérisme a permis de certifier l'origine de l'hématurie (observation 11).

Ceci se comprend, si on réfléchit à ces deux points :

1° Pour faire une cystoscopie complète et surtout pour déclarer qu'il n'y a pas de tumeur dans une vessie, pour faire un diagnostic négatif, il faut pouvoir en examiner toutes les parties, sinon facilement, du moins d'une façon suffisante ; or dans l'examen de la moitié supérieure de la vessie, la portion optique de l'instrument est éloignée du point que l'on regarde et le moindre trouble du liquide vésical devient une source de gros ennuis ; ceci est d'autant plus important qu'on sait maintenant que ce sont les petites tumeurs pédiculées, donc les plus difficiles à voir, qui saignent le plus.

2° Pour faire un cathétérisme de l'uretère, il n'est besoin d'examiner qu'une portion très limitée de la vessie ; quand on a un peu d'habitude, on sait d'avance, étant donnée la capacité vésicale (et on la connaît toujours), à peu près à quel point se trouve exactement l'orifice urétéral ; on regarde peut-être sur deux centimètres carrés de vessie et justement le prisme et la lampe sont très rapprochés du point considéré ; l'irrigation donc est plus facile et l'introduction d'une sonde dans les uretères permet de dire si, oui ou non, le sang vient des reins. Si le sang ne vient pas des reins c'est qu'il vient de la vessie, c'est qu'il s'agit d'une tumeur vésicale.

Naturellement, nous parlons là des cas exceptionnels ; c'est une recherche difficile, il faut avoir, pour l'exécuter, une grande pratique, mais il nous a semblé que, dès l'instant que cette exploration est la seule qui puisse permettre de faire un diagnostic, il faut la connaître et savoir y avoir recours au besoin.

Le cathétérisme permet aussi d'établir le diagnostic d'une hématurie récente, mais qui n'existe plus au moment où on observe le malade.

En nous faisant connaître par l'analyse physiologique des reins l'état de chacun d'eux, il nous fait découvrir la lésion rénale qui a donné lieu à l'hématurie, on nous démontre l'absence de lésions capables de la produire; dans le premier cas, nous sommes en mesure d'affirmer que c'était une hématurie rénale; dans le second, nous devons incriminer les voies urinaires inférieures.

Plaies de l'uretère. — Quand un uretère a été blessé au cours d'une intervention abdominale, il peut se produire une fistule urétéro-vaginale qui se caractérise par l'écoulement de l'urine par le vagin (obs. 12, 14), ou un rétrécissement du conduit urétéral qui est souvent la cause d'une rétention rénale consécutive (obs. 15). Dans un cas comme dans l'autre, le cathétérisme nous fait savoir lequel des deux uretères est le siège de la lésion, ainsi que la nature de celle-ci.

Obs. **4** (résumée). — **Casper** (1). *Le cathétérisme urétéral seul peut montrer l'absence de pyélite.*

Il s'agit d'une femme de 28 ans qui, à la suite d'un avortement en 1890, ressentit des douleurs dans la région rénale gauche.

Elle était atteinte d'une cystite intense.

En 1895, elle entre à l'hôpital Charlottenburg, après avoir fré-

(1) *Monographie.* Obs. II, thèse Imbert (Obs. XXXI, p. 134).

quenté plusieurs hôpitaux sans pouvoir se débarrasser de ses douleurs. Les urines étaient purulentes et ammoniacales, et contenaient beaucoup de microorganismes ; la malade ressentait des douleurs dans la région rénale des deux côtés ; le rein ne paraissait pas augmenté de volume.

Le cathétérisme des uretères est pratiqué et l'analyse des deux urines, prises séparément, permet de voir qu'elles sont également claires, et qu'elles ne contiennent ni pus, ni microorganismes, ni sang, ni albumine. Il s'*agissait non d'une pyélite, mais d'une cystite simple.*

Obs. **5.** — **Casper** (1). *Cystite et pyélite gauches. Le cathétérisme de l'uretère démontre l'existence de la pyélite.*

Jeune homme de 28 ans, bien portant jusque-là, issu de parents eux-mêmes bien portants. Au printemps 1894, il contracta une blennhorrhagie de laquelle il n'a jamais été complètement guéri. Il la traita par les injections et, lorsque l'écoulement parut avoir disparu, il se considéra comme guéri et suspendit les soins médicaux. Mais déjà, au printemps de la même année, il constata que la maladie reparaissait ; les mictions étaient fréquentes et douloureuses.

Je commençai à le traiter en janvier 1895 ; les mictions étaient toujours fréquentes et douloureuses, l'urine était trouble ; le malade était amaigri et son état général était mauvais. Les douleurs apparaissaient surtout à la fin de la miction et persistaient encore quelques moments après ; elles siégeaient à l'extrémité de la verge et s'irradiaient dans la région rénale gauche ; l'urine était trouble, acide et contenait du pus en grande quantité, des cellules épithéliales de diverses formes, des globules rouges, et beaucoup de microorganismes ; ni cylindres, ni gonocoques, ni bacilles de Koch ; mais on trouvait une notable quantité d'albumine.

(1) *Monographie*, p. 44, obs. I, et *W. med. Presse*, 1895, n° 39. In th. Imbert (obs. XXX, p. 132).

A l'examen cystoscopique, on reconnut que la vessie présentait les lésions d'une cystite intense. L'orifice urétéral gauche était largement ouvert, notablement plus que le droit, et le bourrelet urétéral était aussi plus saillant à gauche. Le liquide issu de l'uretère gauche ne paraissait point présenter des caractères anormaux. On fit le diagnostic de cystite blennorrhagique, et l'on ordonne en conséquence des lavages de la vessie au nitrate d'argent et à l'acide borique, en même temps que du salol et des balsamiques à l'intérieur. Au bout de deux mois de ce traitement, on ne constata aucune amélioration ; l'état restait stationnaire.

Je me décidai alors à faire le cathétérisme de l'uretère gauche, et j'y parvins facilement, sans qu'il me fût nécessaire de recourir à l'anesthésie vésicale. Je retirai un liquide trouble, de réaction acide, montrant, au microscope, des cellules rondes, beaucoup de cellules épithéliales de l'uretère et des globules rouges ; la teneur en albumine était considérable.

Je posai le diagnostic suivant : cystite, urétérite, pyélite gauches. On fit une injection d'eau boriquée et l'on put introduire 60 centimètres cubes, ce qui prouvait que le bassinet était déjà dilaté et que, par conséquent, il existait déjà un certain degré de pyonéphrose. En effet, pas une goutte de l'injection n'avait reflué dans la vessie à côté du cathéter, comme on put s'en assurer à l'aide du cystoscope ; mais lorsqu'on voulut pousser du liquide en plus grande quantité, on détermina une douleur vive dans la région rénale gauche. Après avoir laissé écouler le liquide injecté, on fit un lavage avec la solution de nitrate d'argent au 1 p. 500 et le malade fut renvoyé chez lui. On fit ensuite, tous les deux jours, des lavages de la vessie et du bassinet, au nitrate d'argent en solution au 1 p. 1000 ; on fit ainsi six fois le lavage du rein et une vingtaine de fois celui de la vessie. Dès le deuxième lavage, l'urine du rein était devenue meilleure. Le pus et l'albumine avaient diminué et se montraient de moins en moins abondants à chaque exploration ; au sixième lavage, l'urine était tout à fait claire et ne contenait plus d'élément figuré, à part quelques cellules épithéliales de l'uretère. L'urine vésicale devenait de même meilleure et les douleurs s'apaisaient ; on put considérer le malade comme guéri à la fin d'avril et le traitement fut interrompu ; le malade était en effet débarrassé de tout malaise et ses urines absolument claires ne contenaient ni pus ni albumine.

Obs. **6**. — **Pasteau** (1). *Pyélite légère avec 30 grammes de rétention dans un rein mobile, diagnostiquée par le cathétérisme.*

B..., caoutchoutière, 37 ans.

Rein mobile droit. Néphropexie en 1896, par M. Lyot.

16 juillet 1898. Rein droit descendu jusqu'à l'épine iliaque, douloureux, peu augmenté de volume.

Le 24. Cathétérisme uretère droit (sonde 7), rétention 30 grammes d'urines, légèrement troubles ; lavage boriqué suivi de lavage au nitrate d'argent au 1/1000.

1er avril. Cathétérisme, lavage, rétention 12 grammes d'urines plus claires.

Le 8. Cathétérisme, lavage, rétention 0, urines claires.

Dans le courant du mois d'août, hépatopexie par M. Genouville.

Cathétérisme de l'uretère droit, le 14 octobre. On constate qu'il n'y a plus de rétention ; la malade ne souffre plus. Elle est guérie.

Obs. **7**. — **Pasteau** (2). *Pyélonéphrite légère avec rétention de 30 grammes, diagnostiquée par le cathétérisme.*

C..., 26 ans.

En 1897, soignée à la clinique chirurgicale de la Charité (service de M. le professeur Tillaux) pour pyélonéphrite droite.

Rein gros, tendu, très douloureux. — Urines troubles ; dépôt très abondant. Fièvre 38°, 39°.

21 mars 1898. Vessie, 240 grammes de capacité.

Rein droit, gros, déborde les fausses côtes de trois travers de doigt, non douloureux. — *Rein gauche* = 0.

(1) *Congrès d'urologie*, 1898, p. 422.
(2) *Congrès d'urologie*, 1898, p. 424.

Urines troubles. État fébrile.

1er août. Même état du rein, qui est mobile, gros, sensible à la pression. Douleurs lombaires à droite. Troubles gastriques intenses. Pas de fièvre.

Cathétérisme uretère droit (après injection de 200 grammes dans la vessie); orifice urétéral circulaire large.

Une sonde nº 7, bout rond, entre dans l'uretère et dans le bassinet, qui contient 30 grammes d'urine purulente; lavage boriqué et nitraté.

Le 29. Cathétérisme uretère droit : 150 grammes de liquide dans la vessie, sonde 6, bout rond.

Rétention rénale, 15 grammes ; urines louches, lavage boriqué et nitraté.

14 octobre. Cathétérisme uretère droit, sonde 6, bout rond. Rétention 20 grammes (urines plus claires), lavage boriqué.

Le 18. Cathétérisme uretère, sonde 6, bout rond. Rétention 10 grammes. Urines claires. Lavage boriqué.

La malade ne souffre plus du rein, qui est toujours un peu gros, mobile, non douloureux.

Pas de troubles gastriques ; la malade a maintenant un excellent état général et insiste beaucoup sur ce fait « qu'elle va bien mieux qu'avant les lavages et qu'elle peut travailler ».

Obs. 8. — **Albarran**. *Pyonéphrose. Néphrotomie. Le cathétérisme permet de connaître le côté malade.*

Le nommé Jean D..., boucher, âgé de 29 ans, entré le 1er juin 1897 à l'hôpital Necker, salle Velpeau, nº 30.

Antécédents personnels. — En 1887, il eut une blennorrhagie qui dura six jours et guérit bien sans complications. En juin 1891, après avoir couché une nuit sur la terre humide, il ressentit pour la première fois des douleurs lombaires, le médecin-major diagnostiqua un lumbago et lui prescrivit des ventouses et de la teinture d'iode.

En 1892, étant encore au régiment, il eut la syphilis (chancre à la verge, puis la roséole). On lui fit suivre le traitement spécifique. C'est à cette époque qu'il commença à avoir de vraies coliques néphrétiques dont la durée variait d'une demi-journée à une journée et demie. A la suite de ces coliques, il commença à avoir des urines sanglantes. Ces coliques survenaient tous les quinze jours en moyenne, débutant après des fatigues ou même sans fatigues, la nuit comme le jour, sans jamais expulser de graviers. Les urines étaient rouges après les coliques fortes, après les bénignes elles ne l'étaient pas.

Au mois de juillet 1893, il voit M. Guyon qui fait le diagnostic de calcul rénal et coliques néphrétiques. Reçu à Necker, il est tenu en observation pendant six semaines ; n'a pas eu de crises durant cette période ; on le renvoie en lui disant de revenir dès qu'il aura une crise. Rentré chez lui, il en a une.

De 1893 à 1897, il se soigne chez lui, les crises surviennent tous les huit ou quinze jours et durent peu de temps ; elles sont d'ailleurs bénignes.

En juin 1897, il entre de nouveau à Necker.

État à son entrée. Les reins ne sont pas augmentés de volume, les urines sont claires, légèrement teintées en acajou. *Prostate* saine un peu bosselée à droite. *Uretère :* on fait rouler à droite un cordon qui a le volume du petit doigt. *Vésicules séminales :* rien, *Testicules :* il n'a pas de douleurs le long du canal déférent, on sent difficilement la queue de l'épididyme, il a un peu de varicocèle.

Le 8 juin, douleurs sourdes à droite.

Le 9 juin, M. Albarran lui pose une *sonde urétérale.* Le malade souffre un peu durant la nuit du 9 au 10, mais peut supporter la sonde qu'il garde. Il retire sa sonde le 10.

Les urines des deux reins, examinées comparativement, ont donné :

	REIN DROIT	REIN GAUCHE
	—	—
Couleur.........	Hémorrhagique.	Légèrement louche.
Réaction........	Acide.	Acide.
Densité.........	?	10.13

Dépôt abondant : nombreuses hématies.		Rares hématies.
Rares leucocytes.		
Bactéries : pas de bacilles de Koch.		
Urée............	12.80 par litre.	10.20 par litre.
Chlorures.......	9.50 —	9.40 —
Phosphates......	0.86 —	1.16 —

Le 12 juin soir, il commence à souffrir d'une colique néphrétique à droite qui dure encore le 14. Pendant cette période, on lui a fait deux piqûres de morphine.

Le 14, M. Albarran lui fait donner du chloroforme et lui pose une *sonde urétérale* pendant la crise de colique néphrétique.

Le 15, le malade ne souffre plus. Le 16 au matin la sonde ne donne plus d'écoulement, le soir le malade commence à souffrir et enlève la sonde ; il a une violente crise de coliques qui dure toute la nuit et ne cède qu'à un quart de seringue de morphine.

Le 17, les urines du bocal sont bourbeuses, épaisses avec dépôt abondant; mais ce trouble est dû aux sels déposés par refroidissement ; à l'émission, les urines sont claires.

Le 18, les urines du 16, examinées comparativement, ont donné :

	REIN DROIT —	REIN GAUCHE —
Quantité......	150 gr.	600 gr.
	Urine purulente.	Urine sanglante
	— acide	— ammoniacale
Urée............	33.30 gr.	42.30 gr.
Chlorures.......	2.80 »	4.30 »
Acide phosph....	0.60 »	1.08 »

Le 19, il continue à souffrir de sa colique ; le 20, la colique cesse vers le soir ; il rend dans la journée 1,150 grammes d'urine.

Le 21, la colique est terminée : il rend 7 litres d'urine en 24 heures. Du 21 au 23 juin, il recommence à souffrir de ses coliques.

Le 23, néphrotomie par M. Albarran.

Le rein, mou et gros, donne issue à 3 litres de pus blanchâtre, crémeux. On explore en vain le rein sans y trouver de calculs.

Le pansement s'est fait tous les 2 jours, et le malade a quitté le service en juillet 1897 en parfait état ; il revient deux fois par semaine se faire panser. Le bon état local et général continue.

Obs. 9. — **Pasteau** (1). *Pyélite légère sans rétention rénale ; le cathétérisme démontre l'existence de la pyélite à droite.*

V..., 68 ans. Soignée pour rétrécissement de l'urèthre il y a onze ans, dans le service.

30 août 1898. Envoyée à St-Antoine, pour pyurie.

Mictions fréquentes sans douleur. — Urines très troubles avec fort dépôt. Vessie = 0.

Reins, ne se sentent pas au double palper, mais la malade se plaint de douleurs lombaires gauches; pas de douleurs à droite.

Cathétérisme uretère gauche, urines presque claires. Pas de rétention. Lavage boriqué et nitraté.

Cathétérisme uretère droit. Urines franchement troubles, pas de rétention.

La malade se sent améliorée et ne revient pas jusqu'au 14 octobre 1898.

Cathétérisme rein droit, urines presque claires, à peine troubles. — Pas de rétention. — Lavage boriqué du rein.

Obs. 10. — **Albarran** (2). *Hématurie. Le cathétérisme montre que le rein que l'on supposait malade est sain.*

P..., 39 ans, entre, le 6 juin 1897, salle Velpeau, n° 8. Il y a un an, glycosurie assez abondante, ayant disparu, paraît-il, au bout d'un mois de traitement. Il y a un mois, est survenue une hématurie qui s'est produite sans cause appréciable et a duré 15 jours

(1) *Congrès d'urologie*, 1898, p. 423.
(2) Thèse Imbert. Obs. III, p. 105.

environ ; elle a eu, le premier jour, le caractère terminal, puis, est devenue totale dès le lendemain.

M. Guyon, qui a examiné le malade à ce moment, a constaté que le *rein droit était gros ;* prostate et vésicules saines. Quelques jours après, l'hématurie a reparu et elle dure encore.

Le *cathétérisme des uretères* donne les résultats suivants :

	REIN GAUCHE	REIN DROIT
	—	—
Quantité...	560 cent. cub.	200 cent. cub.
Densité....	1011 —	1020 —
Urée	3 gr. 30 par litre.	12 gr. par litre.
Chlorures..	4 gr. 30 —	9 gr. 20 —
Phosphates.	0 gr. 36 —	2 gr. 10 —

Le rein droit, qui paraissait malade, fournit donc une urine à peu près normale ; par contre, l'urine du rein gauche, peu abondante, est très pauvre en urée, chlorures et phosphates.

Obs. **11** (inédite). — **Pasteau.** *Tumeur vésicale. Le cathétérisme de l'uretère permet de faire le diagnostic de la source de l'hématurie.*

Début il y a 2 mois, c'est-à-dire au mois d'octobre 1899, par une hématurie sans caillots, initiale, non douloureuse et sans cause apparente. Depuis ce temps, la malade urine du sang à chaque miction et ces hématuries sont totales, avec caillots. Il est difficile de préciser exactement le moment où apparurent les caillots, mais ce fut très peu de temps après la première hématurie. Jamais il n'y eut de fréquence de miction, jamais non plus de douleur en urinant, si ce n'est toutefois, mais rarement, une douleur très légère terminale. En dehors de la miction, la malade ressent des douleurs à l'hypogastre, ne se manifestant que pendant la marche et disparaissant au repos.

Examen. — Rein droit. = 0. Rein gauche = 0.

Utérus. Col en avant, réduit de volume, dur et adhérent au cul-de-sac antérieur. Le corps est un peu gros et en arrière; quand on appuie sur le cul-de-sac antérieur, la vessie paraît épaissie et adhérente.

Cathétérisme vésical; la vessie renferme des caillots; par le lavage, on peut obtenir un liquide à peu près clair, mais la sonde, laissée à demeure pendant quelques minutes, ramène du sang presque pur. Il y a huit jours la malade fit une rétention partielle due à la présence de caillots. M. le professeur Guyon évacua la vessie avec la sonde métallique évacuatrice.

15 décembre. Jusqu'à il y a trois jours, les urines présentent toujours le même aspect (sanglantes avec caillots); à ce moment, les caillots disparurent et l'urine ne parut que faiblement teintée de sang. Aujourd'hui, les urines sont tout à fait rouges, mais sans caillots.

Examen histologique des urines :

Urines très troubles, rouges.

Nombreuses hématies.

Rares leucocytes.

Cellules d'épithélium plat.

Les urines se maintiennent toujours également rouges; on essaie cependant la cystoscopie, mais sans résultats; il faut d'abord évacuer les caillots de la vessie et, malgré cela, il en reste toujours assez pour que le liquide injecté soit trop foncé pour permettre une exploration complète. La cystoscopie est essayée ainsi à deux jours différents, toujours avec le même résultat, il existe dans la moitié gauche du bas-fond de la vessie une série de saillies irrégulières, les unes franchement rouges, les autres déjà décolorées; on ne peut savoir s'il s'agit de caillots adhérents ou de débris de néoplasme.

C'est alors que pour faire le diagnostic, M. Pasteau eut recours à une autre méthode; puisqu'on ne pouvait déterminer exactement la source exacte de l'hématurie, on tenta d'éliminer, par le cathétérisme de l'uretère, le diagnostic d'hématurie rénale.

La vessie ayant été lavée et les caillots enlevés autant que possible, on introduisit le cystoscope d'Albarran et on le plaça en position de façon à voir l'uretère du côté droit ; à ce moment, on injecta dans la vessie, par le canal de la pièce irrigatrice, du liquide ; on fit ainsi une irrigation continue ; le liquide injecté arrivant au niveau du prisme et de la lanterne, la région urétérale devint plus claire mais pas assez cependant encore pour permettre le cathétérisme ; on ajouta alors à l'irrigation continue par le cystoscope, l'irrigation continue par la sonde ; on vit alors assez nettement l'orifice urétéral, pour y introduire rapidement une sonde qui, poussée jusque dans le bassinet, donna issue à de l'urine absolument claire. Cet examen se termina par la recherche de l'orifice urétéral du côté gauche ; on le découvrit à la base d'une saillie, dont on ne pouvait déterminer ni la forme ni la dimension, à cause du trouble de l'urine vésicale. La séance de cystoscopie ayant duré une quinzaine de minutes, on remit au lendemain le cathétérisme de l'uretère gauche.

Le lendemain, l'hématurie devint un peu moins abondante, si bien qu'on ne pratiqua pas de suite l'examen cystoscopique, espérant que cette hématurie allait enfin cesser. Les trois jours suivants, sans cesser complètement, elle diminua cependant d'une façon assez notable pour permettre, avec la plus grande difficulté d'ailleurs, un examen cystoscopique complet, dont voici le résultat :

Il existe une tumeur villeuse, réellement pédiculée, mais à pédicule assez large, siégeant immédiatement en dehors et un peu en arrière de l'orifice de l'uretère gauche. Derrière le pédicule on voit encore un caillot sanguin adhérent.

Orifices urétéraux normaux.

D'autre part, il y a deux ou trois petites saillies arrondies, lisses, de la grosseur d'un petit pois au maximum, plus en dehors et plus en arrière de la tumeur principale.

Le diagnostic étant ainsi complet, le cathétérisme de l'uretère gauche ne fut naturellement pas pratiqué et l'opération fut décidée pour le 20 décembre.

M. Guyon pratiqua la taille sus-pubienne, sectionna les petites tumeurs au niveau de leur base, cautérisa leur point d'implantation au thermo-cautère et referma la vessie sans avoir suturé la muqueuse au niveau du point où les tumeurs avaient été enlevées à cause du voisinage de l'uretère.

Les suites de l'opération furent normales et la malade sortit complètement cicatrisée le 18 janvier 1900.

Examen cystoscopique pratiqué le jour du départ, montra encore une surface ulcérée non complètement cicatrisée au niveau des tumeurs enlevées.

Examen histologique de la tumeur :

Épithélioma papillaire. — Dégénérescence du pédicule.

Infiltration de la sous-muqueuse vésicale.

Obs. **12** (inédite, résumée). — **Albarran**. *Fistule urétéro-vaginale. — Le cathétérisme permet de faire le diagnostic du côté malade.*

Malade envoyée par M. Campenon. Cette malade avait subi une hystérectomie vaginale et à la suite de cette opération elle présentait une fistule vaginale.

Le cathétérisme des uretères fut pratiqué par M. Albarran, qui put introduire facilement une sonde dans l'uretère gauche. Dans l'uretère droit, la sonde est arrêtée à 2 centimètres, la fistule urétéro-vaginale se trouvait donc à droite.

Obs. **13**. — **Casper** (1). *Plaie de l'uretère au cours d'une hystérectomie démontrée par le cathétérisme.*

Femme de 44 ans, à qui l'on avait fait, deux ans auparavant, l'amputation du col. Le 29 mai, la malade étant profondément anémiée par des hémorrhagies dues à des fibromes multiples, on fit l'hystérectomie vaginale par morcellement ; l'opération fut difficile, parce que, par suite de l'amputation du col, on ne pouvait avoir action sur l'utérus pour l'abaisser ; il se produisit, du côté droit, une hémorrhagie qui ne put être arrêtée que par

(1) *Monographie*. Obs. XII. Thèse Imbert (obs. XL, p. 144).

l'application de plusieurs pinces. La malade allait bien, lorsque le huitième jour, il se produisit des frissons accompagnés de sueurs. Le cathétérisme démontra que l'uretère droit avait été blessé.

Obs. **14.** — **Pasteau.** *Plaie de l'uretère reconnue par le cathétérisme.*

La nommée B..., âgée de 46 ans, est envoyée par M. le Dr Gérard-Marchant.

7 janvier 1897, hystérectomie vaginale pour annexite, par M. Richelot, à St-Louis. Les pinces sont enlevées quarante-huit heures après.

Le 19. L'urine s'écoule par le vagin.

Quatre mois après, M. Richelot opère par le vagin la fistule vésico-vaginale.

Quinze mois après, M. Richelot fait une taille hypogastrique pour opérer la fistule.

Deux mois après, entre à l'hôpital Tenon, chez M. Gérard-Marchant, qui fait deux opérations par le vagin, contre la fistule.

Depuis la dernière opération la malade peut, dans la position couchée retenir en partie ses urines ; dès qu'elle est debout, l'urine s'écoule en abondance par le vagin.

Quand elle reste dans le décubitus dorsal, elle a une ou deux mictions dans les vingt-quatre heures ; mais son lit est constamment souillé d'urine.

Examen. — Par le vagin, on voit au fond du cul-de-sac vaginal une cicatrice transversale et, à son extrémité gauche, une fistule qui laisse échapper en grande partie le liquide introduit dans la vessie ; on ne peut cathétériser cet orifice ; la vessie ne se voit pas complètement d'ailleurs par la fistule dans le décubitus dorsal.

La *cystoscopie* peut être faite, car si on introduit dans la vessie 150 grammes de liquide, il n'en sort que 40 grammes environ par la fistule dans les cinq premières minutes,

On voit très nettement l'*orifice de la fistule* assez large, bien limité, en dedans et en bas de l'orifice urétéral gauche; on ne peut cathétériser cet orifice par la vessie avec l'urétéro-cystoscope. Il existe, d'autre part, une zone cicatricielle avec des brides saillantes, s'étendant de l'orifice de la fistule, en haut et en dehors, vers l'orifice urétéral, prenant juste en dedans de cet orifice et se continuant plus en haut et en dedans.

Le *cathétérisme de l'uretère gauche* est pratiqué le 8 avril par M. Pasteau. Une sonde à demeure est placée dans l'uretère et conduite jusque dans le bassinet. On recueille d'une part, les urines de la sonde urétérale, d'autre part les urines vésicales (venant de l'autre rein).

L'examen comparatif de ces deux urines donne les résultats suivants :

Examen histologique, par M. le Dr Motz.

REIN DROIT (URINE DE LA VESSIE)	REIN GAUCHE (URINE DE LA SONDE)
Urine légèrement trouble.	Urine légèrement rouge.
Dépôt peu abondant.	Dépôt peu abondant.
Réaction alcaline (1).	Réaction alcaline.
Très rares leucocytes.	Quelques leucocytes.
	Très rares hématies.
Épithélium vulvo-vaginal.	Nombreux cristaux de phosphate ammoniacal magnésien.

Examen chimique, par M. Debains.

	URINE DE LA VESSIE		URINE DU REIN GAUCHE	
Quantité	750 c. c.		800 c. c.	
Densité	1013		1013	
Réaction	Acide.		Acide.	
	Par litre.	Par 24 h.	Par litre.	Par 24 h.
Urée	14.60	11.	14.10	11.25
Chlorures	10.20	7.65	10.	8.
Acide phosphorique	1.14	0.85	1.10	0.80
Albumine	0.40	0.30	0.50	0.40
Glycose	0		0	

(1) Cet examen fut fait le lendemain seulement du cathétérisme.

N. B. — Dans le premier quart d'heure, la sonde urétérale avait donné en plus 85 c. c. d'urine très pâle, alcaline, ayant la composition suivante :

Urée	5.10	par litre.
Chlorure	5.80	—
Acide phosphorique	0.34	—
Albuminurie	0.15	—
Glycose	0	

En somme, il existait dans le rein gauche de la rétention et l'urine contenue dans le rein était alcaline et moins riche en matières éliminées.

La sonde à demeure a permis de constater :

1° Que les deux reins fournissaient (ou pouvaient fournir) une quantité égale d'urine ;

2° Que le rein gauche pouvait éliminer encore aussi bien que le rein droit, l'urée, les chlorures, l'acide phosphorique.

Après ce drainage du rein gauche, le volume du rein diminua, car quatre jours après, la palpation bimanuelle ne permettait plus de sentir le rein qu'on avait trouvé auparavant débordant un peu au-dessous des côtes.

D'autre part, la palpation de ce rein n'était plus douloureuses et les urines étaient moins troubles.

Obs. **15** (inédite). — **Albarran.** *Hystérectomie vaginale. Plaie de l'uretère. Rétention rénale.*

La nommée Jeanne L..., âgée de 26 ans, domestique, entre à l'hôpital Necker, salle Laugier, lit n° 5, le 10 février 1900.

Le 3 juillet 1899, colpotomie faite par M. Faure pour salpingite suppurée. Le 25 juillet 1899, hystérectomie vaginale par M. Faure, consécutivement fistule vésico-vaginale.

En septembre 1899, elle fut examinée par M. Albarran, qui constata une fistule de l'uretère droit. Le 28 septembre 1899, abouchement de l'uretère haut dans la vessie par la voie abdominale (opération faite par M. Faure). L'urine s'est écoulée par la plaie hypogastrique pendant les premiers quinze jours. Elle a eu trois ou quatre jours une sonde dans l'uretère et pendant une quinzaine de jours une sonde à demeure dans la vessie. Après la première quinzaine, la fistule hypogastrique s'est fermée toute seule.

Le 15 janvier 1900, elle a commencé à souffrir dans le rein droit, jour et nuit, douleurs fixes, ne s'irradiant pas, s'exaspérant par la marche ; les urines sont restées claires. Elle entre le 10 février, salle Laugier, n° 5.

Examen. — Urines claires. Capacité vésicale bonne. Fréquence normale.

Douleurs spontanées à la région lombaire droite, surtout, exaspérées par la marche, provoquée par le palper bimanuel.

Au palper, le rein droit est gros, descend jusque près de la ligne ombilicale.

Uretère = rien.

Cystoscopie. Vessie normale. L'orifice urétéral droit se voit à sa place normale, mais ne donne pas d'urine. Le nouvel orifice se voit très haut sur la paroi postéro-latérale. Toutes les tentatives de cathétérisme faites par M. Albarran échouent parce que l'orifice du nouvel abouchement urétéral est situé au sommet de la vessie et trop étroit pour que les sondes puissent y pénétrer.

A la suite des examens cystoscopiques, température qui remonte progressivement et après avoir atteint 40° redescend à la normale par quelques oscillations. Pendant ce temps, le rein reste assez douloureux, les urines sont légèrement troubles.

Lavages de la vessie au nitrate d'argent; le 21 février, la température est remontée à 39° ; la malade se plaint de la région rénale, mais le rein droit ne paraît pas avoir augmenté de volume. Il reste ce qu'il était, descendant à deux travers de doigt au-dessous des fausses côtes; les urines sont claires.

La malade depuis son urétéro-cysto-néostomie souffre de crises d'hydronéphrose intermittente, elle vide mal son rein droit et présente les crises classiques de rétention rénale, douloureuses, se terminant par des débâcles urinaires.

Il est donc nécessaire d'intervenir de nouveau, et M. Albarran discute les modes plus ou moins faciles de rétablir le cours des urines. Pour se rendre compte de la valeur fonctionnelle relative des deux reins, on pratique le cathétérisme urétéral du rein sain, les essais de cathétérisme faits par le nouvel abouchement de l'uretère étant toujours restés infructueux, et on recueille directement les urines du rein gauche et celles du rein malade par une sonde vésicale.

Examen des urines :

	REIN DROIT (VESSIE).		REIN GAUCHE (SONDE).
Aspect	Limpide fluide.		Trouble, légèrement visqueuse.
Couleur	Jaune pâle.		Rouge (sang).
Odeur	Normale.		Presque nulle.
	Franchement acide.		Franchement acide.
	Densité 1019.		Densité 1032.
Urée	11 gr. 40 par litre.	Urée	11 gr. 67 par litre.
Acide urique	0 gr. 30 environ ? ?	Acide urique	à peine déposé).
Chlorures	7 gr. 95 par litre	Chlorures	14 gr. 08 par litre.
Phosphates	0 gr. 988	Phosphates	1 gr. 425.
Sucre	néant.	Sucre	néant.
Albumine, traces impondérables.		Albumine	2 gr. 70 par litre.
			Examen microscopique :
			Globules sanguins en très grand nombre

Le rein droit fonctionne beaucoup mieux qu'on n'aurait pu le croire : il émet dans le même temps un tiers de moins d'urine que le rein sain, mais la quantité proportionnelle d'urée est la même ; seuls, les principes salins sont diminués de moitié moins de chlorures, plus d'un tiers de moins de phosphates, des traces d'albumine, pas de sang, pas de pus.

On ne peut donc se résoudre à une néphrectomie.

D'autre part, tout nouvel abouchement de l'uretère dans la vessie est impossible. M. Faure a déjà eu de grandes peines, vu la brièveté de l'uretère, et il n'a pu l'amener qu'à la partie toute supérieure du réservoir ; on ne peut donc que modifier l'orifice qui existe.

Or, les difficultés du cathétérisme indiquent un rétrécissement de ce conduit. Au cours de son opération, M. Faure s'était déjà trouvé aux prises avec une gangue fibreuse péri-urétérale comprimant et diminuant la lumière du conduit, et le processus de cicatrisation ultérieur n'a pu que rétrécir encore le calibre du canal. On peut donc, utilisant le procédé de Heineke Mikulicz dans le rétrécissement du pylore, inciser longitudinalement l'uretère à son abouchement vésical sur une assez grande étendue pour pouvoir ensuite suturer transversalement ce qui devrait augmenter notablement le diamètre de l'orifice et créer pour les urines une voie suffisante.

Mais la malade, depuis son urétéro cysto-néostomie, a présenté par périodes des poussées thermiques et des urines troubles. L'examen n'a pas montré la présence de pus, mais l'urine du rein est un peu albumineuse. On peut craindre, si l'on intervient par la voie abdominale dans le cas où les sutures ne tiendraient pas dans leur totalité, une infection péritonéale. Il est donc préférable auparavant de dériver le cours des urines en créant une fistule lombaire, d'essayer par le bassinet un cathétérisme rétrograde pouvant permettre ultérieurement une dilatation de l'uretère. Si le cathétérisme et la dilatation sont impossibles, grâce à la fistule lombaire, on pourra dans une autre séance agir par la voie antérieure sur l'orifice urétéral et l'agrandir, et on ne se résoudrait à l'ablation du rein que si ces divers procédés opératoires échouent, la seule ressource de supprimer les crises de rétention devenant la néphrectomie.

Néphrotomie le 7 mars.

Incision lombaire oblique le rein attiré dans la plaie est augmenté de volume, un peu de périnéphrite ; incision le long du bord convexe ; on introduit de haut en bas une sonde urétérale n° 6 qui franchit aisément l'orifice inférieur de l'uretère et qu'un lithotriteur vient chercher dans la vessie, d'où elle est attirée au dehors et fixée.

Drainage du rein fermé par trois gros catguts, un fort point de néphrorrhaphie. Drainage superficiel et suture.

Sondée le soir de son opération, la malade urine toute seule le lendemain, mais en petite quantité.

Le pansement est changé le 8 au soir.

CHAPITRE IV

Le cathétérisme des uretères comme méthode d'analyse physiologique comparée des deux reins.

Utilité du cathétérisme des uretères.

Pour connaître l'état fonctionnel d'un organe, pour savoir s'il remplit son rôle dans l'organisme en accomplissant les actes ou les transformations qui lui sont dévolues, il faut l'examiner par tous les moyens dont nous disposons, pourvu qu'ils soient inoffensifs. Le principe à admettre est le suivant : l'organe est anatomiquement normal, quand sa physiologie l'est aussi ; si celle-ci est anormale l'organe présente des modifications anatomiques, qui peuvent être d'ordre congénital ou pathologique. Donc, pour connaître l'état normal ou pathologique des reins, on doit chercher s'ils ont une physiologie normale, et, comme pour se rendre compte de la physiologie d'une glande on doit examiner sa sécrétion, dans notre cas nous devrons examiner l'urine.

Si la quantité sécrétée est moindre, ou si l'urine présente des modifications dans sa composition, nous en conclurons donc que les reins fonctionnent mal et que la diminution, l'absence ou la composition anormale du produit d'élimination correspond à des troubles fonctionnels, voire même à des lésions anatomiques dont il faudra chercher la cause.

En examinant l'urine totale, on peut déjà arriver à cette conclusion, mais cependant nos renseignements sont incomplets. On ne sait pas si les deux reins fonctionnent mal ou si le défaut de quantité ou qualité du produit d'élimination a pour cause un état anormal d'un seul rein.

D'autre part, les transformations que l'urine peut subir pendant son séjour dans le réservoir vésical, les éléments histologiques et les microorganismes qui peuvent se trouver dans celui-ci ou dans l'urèthre et s'y ajouter à son passage, compliquent encore le problème. Malgré tous les renseignements que peut fournir un examen clinique détaillé, il existe toujours de nombreuses causes d'erreur avec lesquelles il faut compter. Tous les points de ce problème ne peuvent être résolus, toutes les causes d'erreur ne peuvent être écartées qu'en utilisant un moyen qui permette de recueillir séparément l'urine de chacun des deux reins ; c'est là justement ce que permet d'obtenir le cathétérisme des uretères.

Les différentes méthodes pour recueillir l'urine de chaque rein.

Pour pouvoir arriver à recueillir l'urine des deux reins séparément, on peut choisir entre deux méthodes :

1° Cathétériser un seul rein et recueillir d'autre part l'urine vésicale obtenue dans le même temps (cette urine vésicale se trouvant ainsi être l'urine du rein non cathétérisé).

2° Cathétériser les deux reins en même temps ou successivement.

1° Cathétériser un seul rein

Quand il s'agit d'employer cette méthode, différentes questions se posent, que nous allons chercher à étudier dans leur ordre normal.

1° Quel rein doit-on cathétériser? En principe, on doit toujours cathétériser le rein malade : par les moyens d'exploration ordinaires, par l'histoire de la maladie et les antécédents du malade, il est presque toujours possible de soupçonner le côté atteint, ou plus fortement touché.

2° A-t-on le droit, dans certains cas, de cathétériser le rein sain ? — Nous répondrons ici par l'affirmative : on a le droit de cathétériser un rein sain, quand le cathétérisme du rein malade est impraticable à cause des obstacles qui s'opposent à la pénétration de la sonde, ou quand, comme nous le dirons en parlant de la tuberculose, il y a grand intérêt à éviter les causes d'erreurs qui peuvent se produire si on recueille l'urine du rein sain dans la vessie.

On peut affirmer que les chances d'infection, quand on cathétérise un rein sain, sont minimes, si on s'est entouré de toutes les précautions nécessaires et si on a suivi les préceptes aujourd'hui bien établis.

Les statistiques de Necker, celles d'Albarran et de Pasteau démontrent que le cathétérisme est une manœuvre inoffensive.

3° Faut-il, est-il nécessaire de cathétériser le rein sain ? Supposons, par exemple, qu'on ait fait le diagnostic d'une maladie rénale, tuberculose ou cancer et qu'on pense à pratiquer une néphrectomie ; comme nous l'établirons plus loin, il sera nécessaire, non seulement de savoir qu'il existe un autre rein, mais encore de connaître au juste sa valeur fonctionnelle.

Dans ce cas particulier, comme nous l'avons dit, on commencera par essayer le cathétérisme du rein malade. Si par suite d'une disposition anormale, rétrécissement, valvule, coudure ou d'une lésion pathologique acquise comme l'urétérite, il est impossible de pénétrer dans l'uretère malade ou d'avancer la sonde jusqu'au bassinet, on en sera réduit ou bien à renoncer à l'examen, ou bien à pratiquer le cathétérisme du côté sain. Comme l'examen est de toute nécessité dans ces cas, il faut cathétériser le rein sain.

D'autre part, prenons un autre exemple, la tuberculose, à propos de laquelle on parle à chaque instant de cathétérisme urétéral. Il peut être là aussi absolument nécessaire de cathétériser le côté opposé sain. Nous ne développerons cependant pas plus cette question dans ce chapitre, étant donné qu'elle trouvera mieux sa place à propos de l'étude détaillée du diagnostic de la tuberculose rénale.

2° Cathétériser les deux reins

La première méthode est évidemment la plus simple et presque la seule employée ; cependant, dans certains cas, surtout quand la vessie est malade, ce procédé peut prêter à des erreurs et faire croire, par exemple, que les microbes qui se trouveront dans l'urine recueillie directement du réservoir vésical viennent du rein non cathétérisé, alors qu'ils sont purement d'origine vésicale. Le cathétérisme de chacun des deux reins peut donc être préférable dans les cas douteux. Il est bon d'ajouter toutefois qu'il ne nous paraît pas indispensable même dans ces cas de faire le cathétérisme des deux uretères en même temps, opération souvent difficile et surtout incommode pour le patient. Il suffit de cathétériser successivement dans des séances distinctes les deux reins ; de cette façon, les causes d'erreur siégeant dans la vessie peuvent être éliminées facilement ; pour cela, il suffit de comparer les résultats des deux examens successifs.

Méthodes d'analyse de l'urine.

Pour que l'analyse d'urine soit complète et puisse nous donner les renseignements nécessaires pour nous faire connaître l'état du rein, elle doit comprendre l'analyse physique, histologique, bactériologique, recherche de la toxicité, chimique et cryoscopique.

Analyse physique. — L'analyse physique de l'urine comprend l'étude de la quantité, de la couleur, de l'aspect qu'elle présente et de sa densité.

Quantité. — La recherche de la quantité globale de l'urine présente déjà de grands avantages au point de vue du diagnostic des maladies rénales ; mais la connaissance de la quantité sécrétée par chaque rein peut donner des renseignements bien plus importants. Si la quantité sécrétée par un rein, l'autre ne donnant rien, est proche de la quantité qui, normalement, est sécrétée par les deux glandes ensemble, on peut affirmer que ce rein jouit d'une hypertrophie compensatrice et que celui du côté opposé n'existe pas au point de vue fonctionnel, soit qu'il y ait absence anatomique congénitale, ou atrophie consécutive à une lésion ancienne. Les commémoratifs peuvent, dans ce cas, éclairer pour ce diagnostic.

La différence de quantité d'urine émise par chaque rein, indique déjà en partie la différence qui existe entre l'activité fonctionnelle et, par conséquent, l'état plus ou moins pathologique de chacun d'eux.

Couleur. — La couleur de l'urine qui est sujette, comme nous le savons, à des modifications de tout ordre, peut aussi faire soupçonner le mauvais état d'un rein, car s'il est vrai que très rarement, par la couleur de l'urine, on peut se rendre compte de l'existence et du siège d'une lésion dans l'appareil urinaire, dans le cas du cathétérisme du rein par la comparaison des deux urines, on peut comparer leur couleur, et la différence indique que les deux reins ne fonctionnent pas d'une façon identique.

Aspect. — L'aspect de l'urine est surtout d'un grand secours, car si elle est trouble, elle a de grandes chances d'être infectée ; en tout cas, sa composition est anormale ; si elle est rougeâtre, on peut penser qu'elle contient du sang.

Densité. — La densité peut indiquer si le rein excrète plus ou moins qu'à l'état normal. « Toute densité anormale doit éveiller l'attention du côté de la quantité (1). » Une densité de 1005, ou moindre, doit être considérée comme indice certain d'une sécrétion urinaire exagérée.

(1) Guyon. *Maladies des voies urinaires*, t. I, p. 387.

L'utilité de la recherche de cette densité est ici incontestable, car dans les cas où on n'a pas recueilli par la sonde urétérale les urines de vingt-quatre heures, mais seulement un échantillon, par la recherche de la densité on peut savoir, de façon approximative, ce que le rein doit sécréter en une journée.

Examen histologique. — Pour faire cet examen, il faut rechercher les éléments figurés qu'on trouve dans le dépôt que l'urine forme en la laissant pendant quelques heures dans un verre couvert, au fond de celui-ci, ou bien même celui qu'on obtient par la centrifugation.

Les éléments qu'on rencontre dans une urine pathologique et qu'on peut reconnaître au microscope sont : des cellules épithéliales, des leucocytes, des globules sanguins, des fragments de tissus organisés, des cylindres.

a) Cellules épithéliales. — La présence de cellules épithéliales du rein, indiquent que le rein est atteint d'un processus inflammatoire et dégénératif.

b) Leucocytes. — Les leucocytes dans une urine recueillie directement d'un rein indiquent que l'organe est le siège d'une inflammation suppurative, qu'il y a pyurie.

c) Hématies.—L'urine peut contenir des globules rouges, sans présenter pour cela l'aspect d'une urine hémorrhagique ; nous disons alors, en clinique, qu'il y a une « hématurie microscopique », parce que seul le microscope peut révéler la présence de globules rouges. L'analyse histologique, permettant de constater que ces hématuries existent, facilite le diagnostic.

d) Fragments de tissus organisés. — On peut rencontrer des débris néoplasiques et des fragments pseudomembraneux venant des bassinets.

e) Cylindres. — Ils indiquent l'existence d'une néphrite ou de desquammation.

Albarran (1) a bien montré que les cylindres sont à peu près constants dans les urines de gens dont les reins sont malades.

Les cylindres hyalins paraissent témoigner d'altérations rénales moins avancées que celles indiquées par la présence de cylindres granuleux.

Examen bactériologique. — La recherche de microorganismes est de première nécessité, surtout dans les cas de pyurie, car de l'espèce de microbes que l'on trouve dépendent très souvent et le diagnostic et la conduite thérapeutique à suivre. Nous ne ferons qu'insister en particulier ici sur l'importance de la recherche des bacilles de Koch.

Recherche de la toxicité. — L'urine humaine normale, injectée en quantité suffisante dans la veine d'un animal (chien, lapin), se montre douée de propriétés toxiques.

La quantité de toxicité nécessaire pour tuer un kilogramme d'être vivant est l'*urotoxie*, unité de toxicité. Il faut en moyenne 45 c. c. d'urine par kilogramme d'animal pour tuer le lapin.

L'urine des malades atteints d'affections rénales présente presque toujours une toxicité moins grande.

La recherche de la toxicité est une analyse plutôt scien-

(1) *Étude sur le rein des urinaires*. Thèse de Paris, 1889.

tifique que clinique et bien compliquée pour être employée journellement dans l'examen des malades.

Examen chimique. — *L'alcalinité de l'urine* démontre que le rein est malade ; l'acidité forte paraît être une condition qui favorise la précipitation de l'acide urique et dispose à la formation de la gravelle de ce nom. On doit donc penser, en présence d'une urine très acide, à la possibilité d'un calcul, lorsque, d'un autre côté, on trouve des symptômes qui peuvent se rattacher à ce diagnostic.

La *diminution de l'urée, des chlorures et des phosphates,* démontre une diminution d'activité fonctionnelle et s'observe en particulier, comme nous le verrons en traitant de ces maladies, dans les hydronéphroses et dans la tuberculose.

SUCRE. — Si la quantité que l'urine en contient est un peu considérable, elle peut décider le chirurgien à s'abstenir de pratiquer une opération en démontrant l'existence d'un diabète plus ou moins marqué.

ALBUMINE. — On peut trouver l'albumine dans l'urine d'un seul rein ou dans celle de deux glandes et en quantité variable. Sa présence indique l'existence d'une néphrite. Sa recherche sera indispensable chaque fois qu'on a l'intention de pratiquer une intervention, surtout s'il s'agit d'une néphrectomie.

Si on trouve de l'albumine dans l'urine de chacun des reins, on doit s'abstenir d'intervenir, car cela fait supposer que les deux glandes sont plus ou moins malades et par conséquent que, si on enlève un rein, l'opération donnera de mauvais résultats immédiats ou éloignés ; immédiats, parce que celui qui restera sera insuffisant, à lui seul, à excréter les produits toxiques ; et éloignés, parce que du moment qu'il y a des lésions, le processus, surtout dans le cas de tuberculose, suivra son cours et la survie sera courte.

Une petite quantité d'albumine peut être due à l'existence de globules rouges dans l'urine. Toutes les fois qu'on veut se rendre exactement compte de la quantité d'albumine qu'une urine contient, on doit au préalable examiner si elle contient des hématies.

Examen cryoscopique. — Albarran, Léon Bernard et F. Bousquet (1) ont fait part récemment de leurs expériences sur la cryoscopie, considérée comme moyen d'exploration de la fonction rénale.

Cette méthode est basée sur la connaissance du phénomène physique de la tension osmotique. Le sang et l'urine étant en rapport par l'intermédiaire de la paroi des tubes urinifères et du glomérule, il était à supposer *que les lois osmotiques* interviendraient dans les échanges entre ces deux humeurs.

« Or, le point de congélation des solutions étant proportionnel à leur concentration moléculaire, l'étude de ce point de congélation, au point Δ, fournit un moyen aisé d'évaluer la concentration moléculaire, avec la tension osmotique des solutions. »

Le cathétérisme urétéral employé dans les diverses observations rapportées par Albarran, Léon Bernard et Bousquet, a permis de constater que le point Δ de l'urine de chacun

(1) ALBARRAN, LÉON BERNARD et F. BOUSQUET. Sur la cryoscopie appliquée à l'exploration de la fonction rénale. *Congrès d'urologie*, Paris, 1899.

des reins, semble varier avec le degré des lésions de l'organe.

Nous n'en dirons pas plus pour le moment, car cette méthode est trop récente encore pour qu'on puisse être fixé sur les services qu'elle est appelée à rendre dans la chirurgie rénale.

Recherche de la perméabilité rénale. — Nous devons parler, avant de terminer ce chapitre, de l'étude de la perméabilité rénale par le procédé du *bleu de méthylène.*

La recherche de la perméabilité rénale de chaque rein, étudiée grâce au cathétérisme des uretères, donne des renseignements exacts sur le pouvoir fonctionnel de chacun d'eux, et nous permet, par comparaison, de diagnostiquer le côté malade.

« Dans les pyonéphroses, l'épreuve du bleu montre que la perméabilité du rein malade est bien moindre que celle du rein opposé ; les analyses chimiques d'urine montrent également que le rein malade élimine les sels en bien moindre quantité que le rein sain ; donc ici, il y a concordance absolue entre l'épreuve du bleu et l'analyse des urines.

Dans les hydronéphroses, le parallélisme de l'élimination du bleu et des matériaux de l'urine semble moins précise ; c'est ainsi que la courbe de l'élimination du bleu dans une grosse hydronéphrose, accuse entre les deux reins une différence moins grande que les courbes des grosses pyonéphroses, alors qu'au contraire l'analyse chimique des urines montre que les différences entre les deux reins sont aussi considérables dans un cas que dans l'autre.

Dans les néoplasmes rénaux, nous avons constaté une

discordance encore plus nette entre l'élimination du bleu et l'excrétion urinaire ; l'analyse chimique de l'urine a montré dans nos deux cas des différences notables entre les deux reins ; tandis que l'épreuve du bleu n'a décelé que des différences nulles ou insignifiantes.

Les trois cas que nous avons étudiés de reins fonctionnant isolément après néphrectomie du congénère, se sont montrés très perméables au bleu, et dans des conditions sur lesquelles nous aurons à revenir bientôt. De même, d'après l'analyse chimique des urines, chacun de ces reins donne des chiffres presque aussi élevés pour l'eau et les principes fixes, que ceux que donneraient deux reins fonctionnant ensemble.

Il résulte de l'ensemble de ces observations, que dans le cas où le fonctionnement du rein est profondément troublé, l'élimination du bleu se fait comme celle des matériaux de l'urine, parce qu'alors, quel que soit le coefficient de passage des corps, tous sont plus ou moins arrêtés par le filtre rénal très altéré ; dans les cas, au contraire, où les fonctions rénales sont peu modifiées, le passage du bleu peut ne pas se faire comme celui des matériaux de l'urine, et l'épreuve du bleu est alors moins exacte; toutefois ces données peuvent alors suffire à prouver que la perméabilité aux principes de l'urine n'est pas profondément troublée » (1).

Nous ne dirons qu'un mot de la technique à suivre et de la façon dont se fait l'élimination ; Achard et Castaigne (1)

(1) J. ALBARRAN et LÉON BERNARD. La perméabilité rénale étudiée par le procédé du bleu de méthylène. *Annales génito-urinaires*, avril et mai 1899.

(1) ACHARD et CASTAIGNE. Diagnostic de la perméabilité rénale. *Soc. médic. Hôp.*, 30 avril 1897 ; 18 juin 1897 ; 30 juillet 1897 ; 14 janvier 1898 ; 24 février 1899. — CASTAIGNE. Diagnostic de la permeabilité rénale par le bleu de méthylène. *Gaz. Hôp.*, 11 juin 1898, n° 66.

d'abord, Albarran et Bernard ensuite ont bien étudié cette question :

On injecte dans les muscles de la fesse ou de la cuisse un centimètre cube d'une solution de bleu de méthylène à 1 pour 20 ; cette solution doit être stérilisée à l'autoclave et injectée avec toutes les précautions de l'asepsie.

Une heure après, on recueille les premières urines et puis, successivement, de trois en trois heures. A l'état normal l'urine se colore un peu une heure après l'injection, et la coloration augmente vers la troisième ou quatrième heure pour diminuer après, progressivement, jusqu'à la disparition complète qui a lieu après trente-six à quarante-huit heures.

Les urines sont recueillies dans des verres différents, de façon à permettre d'examiner les échantillons de différentes périodes.

« Lorsque le rein est malade, le début de l'élimination est retardé; voilà le point le mieux établi actuellement. Cette donnée générale paraît comporter quelques exceptions ; c'est ainsi que Bard (de Lyon) a publié des observations de néphrites, dans lesquelles l'élimination du bleu, loin d'être retardée, s'est faite plus rapidement qu'à l'état normal.

Il faut tenir compte également de la durée de l'élimination, qui peut être augmentée ou diminuée ; de son intensité, susceptible des mêmes variations; de sa marche, car à côté de cette marche régulière cyclique, on peut observer une élimination polycyclique ou intermittente, dont sans doute les causes ne doivent pas seulement être rapportées à des lésions du foie, comme l'a indiqué M. Chauffard.

Enfin, il est très important de savoir que le bleu s'élimine quelquefois sous forme d'un produit dérivé, incolore, le chromogène, lequel régénère le bleu en chauffant l'urine mêlée d'acide acétique, et dont l'interprétation clinique n'est nullement élucidée actuellement (1). »

Utilité de l'examen comparé des deux reins.

Dans la chirurgie rénale l'examen comparé des deux reins présente un grand intérêt ; il constitue un élément de diagnostic de premier ordre et acquiert toute son importance quand il s'agit de formuler un pronostic et d'instituer un traitement.

Diagnostic. — Il peut, à lui seul, faire poser un diagnostic dans les cas où les troubles de la fonction rénale constituent le plus grand symptôme de la maladie.

Il peut aussi empêcher des erreurs de diagnostic. Très souvent on a considéré comme malade un rein augmenté de volume par hypertrophie compensatrice ou congestion simple, ou on a considéré comme symptôme se rattachant à l'affection d'un rein les douleurs qui existent dans la région lombaire correspondante et qui étaient causées par ce phénomène bien décrit par Guyon sous le nom de *réflexe réno-rénal*, douleurs qui appartiennent par conséquent à l'histoire pathologique de celui du côté opposé (obs. 17).

(1) ALBARRAN. *Traité de Chirurgie*, t. VIII. Maladie du rein et de l'uretère, p. 605.

Ces erreurs ne peuvent pas subsister quand on connaît d'une façon sûre la physiologie pathologique de chaque organe.

Pronostic. — En faisant connaître la valeur de chacun des reins, le cathétérisme permet de formuler un pronostic non seulement au point de vue de la marche des lésions et, par conséquent, de l'état ultérieur du malade, mais aussi au point de vue des résultats qu'on peut attendre du traitement chirurgical.

Si on n'opère pas, si on se contente d'instituer un traitement général, on sait s'il y a un rein qui peut à lui seul se charger de l'élimination des produits toxiques de l'organisme, et de là conclure si l'affection met en danger, plus ou moins immédiat, la vie de l'individu.

Si on se décide à pratiquer une intervention, on peut aussi savoir s'il faut espérer la guérison complète ou seulement une amélioration. Si un des reins est parfaitement sain, et si on enlève l'autre, malade, la guérison a toutes les chances d'être absolue.

Traitement. — La valeur du cathétérisme est incontestable quand il s'agit de savoir si on doit pratiquer une intervention et d'en déterminer la nature.

D'abord, il apprendra si le malade est en état de supporter une opération (obs. 18) et cela d'une façon précise, en nous montrant, comme nous l'avons dit, si nous pouvons compter sur le bon fonctionnement de l'organe opposé à celui sur lequel doit porter l'intervention (obs. 20, 21, 22).

La difficulté qu'il résout est plus grande encore quand il

s'agit de déterminer la nature de l'intervention, quand on doit choisir entre une néphrotomie ou une néphrectomie.

Les désastres opératoires consécutifs aux néphrectomies pratiquées sur un rein malade, quand celui du côté opposé n'existe plus physiologiquement, ou n'a jamais existé ; ces morts par anurie dans les cas où on a enlevé un rein unique anatomiquement ou physiologiquement, ne peuvent plus s'observer si on pratique le cathétérisme préopératoire pour faire l'analyse physiologique de chacun des reins.

Le cathétérisme cystoscopique des uretères ne serait-il utile que dans ces cas ; n'aurait-il d'autres emplois dans la pratique que celui d'éviter ces interventions contre-indiquées, qui assombrissent les statistiques de la chirurgie rénale, que nous n'hésiterions pas à dire que c'est une bonne méthode d'examen, bien clinique, et qu'on n'a pas le droit de négliger.

Obs. **16**. — **Albarran** (1). *Hydronéphrose intermittente. Néphrotomie. Fistule lombaire. Le cathétérisme permet de faire l'analyse physiologique du rein fistuleux. Urétéro-pyélo-néostomie. Guérison.*

Mme G..., âgée de 36 ans, de Liège (malade de la ville), a subi en 1899 la néphrotomie pour une hydronéphrose intermittente à gauche.

Toujours bien réglée, elle a eu un accouchement il y a 7 ans. Elle avait toujours eu une bonne santé, mais elle est sujette à des embarras gastriques fébriles.

C'est en avril-mai 1899, que débutèrent les accidents urinaires. Pendant et après un voyage à Paris, fait à cette époque, elle a présenté des accès douloureux dans le flanc gauche (jamais dans le

(1) Thèse Gosset (Obs. VI), p. 142.

droit) ; en tout, trois ou quatre accès, à intervalles de plusieurs jours, avec troubles digestifs. Jamais d'hématurie, urines toujours limpides. Bientôt se constitue dans le flanc gauche une tumeur fluctuante, dépendant manifestement du rein. Avant que cette tumeur fût appréciable, le professeur Masius avait trouvé le rein gauche légèrement mobile et sensible.

En juin, l'hydronéphrose était intermittente, la poche se vidant partiellement d'une façon spontanée ou au moyen d'une sorte de massage de la région, que la malade pratiquait elle-même.

A cette époque, Mme G... maigrit rapidement sous l'influence des douleurs, de l'insommie, et surtout d'une intolérance gastrique à peu près complète, pour les liquides aussi bien que pour les solides. Cette intolérance durait depuis 17 jours et le Dr Hogge, consulté, pratique le 18 juin la néphrostomie.

L'ouverture du rein gauche donna issue à environ un demi-litre d'urine très claire. Il n'y avait pas de calcul. Le cathétérisme rétrograde de l'uretère fut vainement tenté ce jour-là et dans les jours suivants. Les suites opératoires furent simples.

La quantité d'urine qui était tombée, la veille de l'opération, à 750 grammes, augmenta bientôt, et la malade reprit rapidement des forces.

Deux ou trois fois dans le cours du traitement, surveillé par le Dr Hogge, auquel nous devons ces renseignements, des élévations thermiques se produisirent, en rapport vraisemblablement avec des troubles digestifs amenés par des imprudences de la malade.

Les urines, qui avaient été claires avant l'opération, devinrent troubles après, il y eut de la cystite que des lavages vésicaux eurent vite améliorée et guérie.

Le rein, qui avait été fixé le plus haut possible, fut drainé pendant deux mois. En août, des tentatives de cathétérisme cystoscopique de l'uretère gauche furent, à cinq ou six reprises, vainement pratiquées.

En septembre, à l'aide de solutions colorées, on put se convaincre de la perméabilité de l'uretère gauche, sans être pour cela obligé de recourir à de fortes pressions.

Depuis fin septembre, le drain avait été supprimé. La fistule se fermait de plus en plus, ne laissant plus écouler qu'une petite quantité d'urine.

La santé générale est, en octobre 1899, lors de l'examen de M. Albarran, aussi bonne que possible. La malade mange et digère fort bien. La quantité d'urine émise par la vessie en vingt-quatre heures oscille entre 1,500 et 200 grammes.

La palpation abdominale du rein et de l'uretère ne révèle aucune douleur. La malade, d'ailleurs, vaque à ses occupations et se promène sans difficulté.

Elle vient, envoyée par Hogge, demander à Albarran de lui fermer la fistule lombaire. Elle se plaint aussi, de temps en temps, d'accès de rétention.

Examen de la vessie. — La vessie est absolument souple et normale, on peut y injecter facilement 300 grammes de liquide.

Cathétérisme urétéral. — M. Albarran a pu facilement introduire une sonde jusque dans le bassinet.

Examen des urines :

	REIN GAUCHE (SONDE)	REIN DROIT (VESSIE)
Réaction.....	Alcaline.	Alcaline.
Densité......	1007.5	1010.
Urée........	3 gr. 33 par litre.	9 gr. 60 par litre.
Chlorure.....	6 gr. 5 » »	6 gr. 1 » »
Phosphate...	0 gr. 25 » »	0 gr. 70 » »
Albumine....	0 gr. 10 » »	louche, insignifiant.
Sucre.......	0	0.
Δ : — 0.66.		Δ : — 0.82.

Centrifugation et examen des dépôts. Globules de pus, bacilles ne prenant pas le Gram, diplocoques gardant le Gram.

Opération. — Urétéro-pyélo-néostomie pratiquée le 30 octobre 1895, par M. Albarran. Une sonde avait été à l'avance laissée à demeure dans l'uretère du côté malade.

Dès la peau incisée, on tombe sur le rein qui lui adhère. L'incision lombo-abdominale permet de découvrir et le rein et la partie supérieure de l'uretère. Le rein est fendu d'un bout à l'autre, le long du bord convexe, et l'on peut alors constater qu'il est tordu autour de son axe vertical et que l'uretère s'abouche tellement haut dans sa cavité que les deux tiers de la poche rénale restent au-dessous de lui. Albarran pratique l'urétéro-pyélo-néostomie. La sonde est restée à demeure dans l'uretère pendant vingt jours, puis retirée. Depuis le jour de l'opération, il ne s'est pas écoulé une seule goutte d'urine par la fistule lombaire.

Le 23 décembre 1899 la malade écrivait de Liège qu'elle était absolument guérie.

OBS. **17** (résumée). — **Casper** (1). *Lithiase rénale; le cathétérisme en permettant de faire l'analyse physiologique démontre que le rein gauche est le rein malade.*

Il s'agit d'un homme de 41 ans, d'apparence robuste, qui présente des crises de colique néphrétique, tantôt à gauche, tantôt à droite.

Le malade étant gros, les reins ne sont pas sentis.

L'urine est de couleur rouge foncé, légèrement trouble. Densité = 1024. Elle contient beaucoup d'albumine, de sang et de cellules de pus.

Par le *cathétérisme de l'uretère gauche, on obtient une urine analogue à celle de la vessie ; à droite, l'urine est claire et ne contient pas d'albumine.* Il s'agissait d'un calcul du rein gauche; quant au rein droit, on pouvait dire que, pour le moment, il n'était pas calculeux.

OBS. **18**. — **Brown** (2). *Lithiase rénale; pyélonéphrite droite reconnue par le cathétérisme. Néphrectomie. Guérison.*

H..., 19 ans, atteint depuis quatre ans de douleurs dans le rein droit, survenant par crises quelquefois violentes. La première

(1) *Monographie*, obs. III. Thèse IMBERT (Obs. XXXII, p. 135).

(2) *Hopkins Hosp. Bull.*, janvier 1894. Thèse IMBERT (Obs. LII, p. 154).

attaque était survenue à la suite d'une chute sur le côté droit : elle dura deux jours ; au bout de deux mois, deuxième crise avec les mêmes caractères. Puis, les attaques deviennent de plus en plus fréquentes, s'accompagnant parfois de nausées et vomissements ; à deux ou trois reprises, l'urine a été sanglante. En 1892, il contracte la syphilis et la blennorrhagie. Le 12 mars 1894, on fait le cathétérisme des deux uretères, et de chacun d'eux on retire 304 c. c. d'urine. Du côté droit, l'urine était trouble, et, au microscope, on y voyait de nombreux leucocytes polynucléaires. L'urine du rein gauche était aussi trouble, mais devenait claire par addition d'acide acétique; en dehors de cela, elle était absolument normale.

Néphrectomie à droite (23 mai). On trouva une pierre occupant l'un des calices. Après guérison, l'urine, indépendamment des restes de la blennorrhagie, redevient absolument normale.

Obs. **19** (résumée).— **Casper** (1). *Pyonéphrose droite ; le cathétérisme révèle une pyonéphrose gauche. Pas d'intervention.*

Il s'agit d'un négociant de 34 ans qui avait rendu des calculs et dont la vessie était atteinte de cystite.

Il y avait une *pyonéphrose du rein droit.*

Hahn le soumit à l'examen de Casper, qui pratiqua le *cathétérisme du rein gauche* au niveau duquel la palpation ne révélait rien d'anormal. L'urine de ce rein était purulente, non sanglante et contenait de l'albumine en quantité considérable.

En présence de cette *pyonéphrose double*, Hahn renonça à l'opération.

Obs. **20**. — **Casper** (2). *Pyonéphrose calculeuse droite ; le cathétérisme révèle une pyonéphrose gauche.*

Femme amaigrie, très anémique, dont la maladie a débuté il y a sept ans ; elle aurait reçu à cette époque un coup dans la région

(1) *Monographie*. Obs. VI. Th. Imbert (Obs. XXXV, p. 139).

(2) *Monographie* (observation VII), in thèse Imbert (observation XXXVI, p. 139).

rénale droite ; elle se plaint actuellement de ressentir dans le côté droit, des douleurs qui tantôt sont très vives et tantôt disparaissent complètement. Dans la région rénale droite, au-dessous des fausses côtes, on sent une tumeur d'un volume énorme ; elle s'étend vers la ligne médiane jusque vers l'ombilic et son extrémité inférieure se rapproche de l'os iliaque.

La tumeur est fluctuante, pas douloureuse ni sensible à la pression ; du côté gauche, on ne sent pas le rein par la palpation. Actuellement, il n'y a ni douleurs, ni difficultés pour uriner. L'urine est purulente, non sanglante et d'odeur fétide.

Il s'agissait de s'assurer de l'état du rein gauche. L'urine retirée du rein gauche par le cathétérisme était légèrement trouble, contenant quelques leucocytes, des cellules épithéliales, une assez grande quantité d'albumine, mais pas de cylindres. Il était donc évident que le rein gauche était aussi atteint. Le trouble de l'urine était en rapport avec la quantité de cellules épithéliales qu'elle contenait, et bien qu'on n'eut pas trouvé de cylindres, il y avait cependant une néphrite de ce côté. Je me décidai à l'opération à la dernière extrémité, parce que la malade paraissait encore plus sûrement perdue si on ne l'opérait pas. Le rein fut découvert par l'incision de Simon et incisé. Il s'écoula une grande quantité de liquide fétide. En explorant la cavité, je parvins à sentir une pierre logée dans un calice ; je pus l'extraire avec beaucoup de peine après avoir incisé le bassinet. La pierre se brisa mais je pus l'extraire complètement. Le pouls se mit à baisser immédiatement après l'ouverture de la poche rénale, d'une façon inquétante et bien que la perte de sang eut été insignifiante ; la malade se trouvait dans un état d'anémie prononcée. Après avoir tamponné la cavité périrénale, les parois de la poche furent suturées aux bords de la plaie cutanée et je tamponnai aussi le rein. Mort six heures après, par paralysie du cœur.

OBS. **21** (inédite). — **Albarran**. *Pyélonéphrite double. Le cathétérisme fait rejeter l'intervention radicale d'un côté.*

Mme P..., 28 ans, est une femme chétive, d'aspect tuberculeux, mais qui ne présente pas de phénomènes pulmonaires.

A la suite d'une grippe, quelques semaines après, elle se plaint de douleurs très vives dans le flanc gauche; à ce moment elle avait de la fièvre, la température oscillait entre 38 et 39°; les mictions étaient fréquentes et douloureuses.

A l'examen, le rein gauche est douloureux à la pression; le rein droit n'est pas sensible.

Le diagnostic était hésitant entre la tuberculose rénale et la pyélonéphrite.

M. Albarran pratique le cathétérisme de l'uretère gauche, le 11 juillet, dans la maison de santé de la rue Blomet.

Analyse des urines pratiquée par M. Léon Bernard :

	REIN GAUCHE (*malade*).	VESSIE (REIN DROIT).
	—	—
Dépôt très abondant.		Dépôt peu abondant.
Cellules du bassinet.		Cellules du bassinet.
Globules blancs et rouges.		Cylindres granuleux.
Colibacille très abondant.		Globules blancs.
Pas de bacille de Koch.		Cellules de la vessie très rares.
		Colibacille très abondant.
		Pas de bacille de Koch.
Urée..........	15 gr. 87 par litre.	28 gr. 08 par litre.
Chlorures.....	1 gr. 4 —	1 gr. 7 —
Albumine.....	petite quantité.	0.
Sucre.........	0.	0.
Δ............	— 1,17.	Δ : — 1,82.

De cette analyse, déduisant que les deux reins présentent des lésions, M. Albarran s'abstient d'opérer et il institue un traitement médical.

Une amélioration rapide se produit.

Obs. **22** (résumée). — **Casper** (1). *Pyonéphrose gauche ; le cathétérisme montre que le rein droit est malade et évite une néphrectomie.*

Il s'agit d'un malade à qui l'on pratiqua une néphrotomie pour tumeur rénale gauche, au cours de laquelle on retira une grande quantité de pus. Après cette intervention, la quantité d'urine de la vessie était de 1,200 gr. environ.

La fistule consécutive à la néphrotomie ne pouvait pas se fermer, à cause des accidents fébriles et douloureux qui se produisaient chaque fois qu'on essayait de retirer le drain.

Le malade ressentait quelques douleurs du côté droit.

M. Hahn, songeant à enlever le rein gauche, pria M. Casper de pratiquer le *cathétérisme du rein droit*, pour connaître son pouvoir fonctionnel. *L'urine de ce rein était trouble et formait dépôt ; le sédiment examiné après centrifugation, contenait des leucocytes et beaucoup de cellules cylindriques à noyau allongé.* Pas de cylindres.

En présence du mauvais état de ce rein droit, Hahn renonce à pratiquer la néphrectomie gauche.

Obs. **23**. — **Albarran** (2). *Néoplasme rénal gauche. Le cathétérisme démontre que l'élimination rénale droite est insuffisante et fait rejeter la néphrectomie.*

Auguste L..., âgé de 42 ans, entre dans le service de M. le professeur Guyon, salle Velpeau, n° 26, le 20 janvier 1897. Il y a deux ou trois ans, le malade a vu augmenter le volume d'un varicocèle gauche, qu'il sentait depuis longtemps.

En juin 1894, première hématurie, accompagnée de douleurs lombaires. En mars 1897, les accidents réapparaissent sans cause appréciable ; l'hématurie dura deux jours et s'est souvent renouvelée

(1) *Monographie* (Obs. V). Thèse Imbert (Obs. XXXIV, p. 137).

(2) *Annales génito-urin.*, avril-mai 1899.

depuis ; souvent, émission de caillots vermiformes ; durée et abondance des hématuries, très variable.

Le malade a commencé à perdre ses forces et son embonpoint en novembre dernier, mais à un faible degré.

L'examen montre la présence, dans le flanc gauche, d'une volumineuse tumeur qu'elle remplit jusqu'à l'ombilic ; sur le côté, la tumeur arrive à 2 centim. de la crête iliaque.

Cathétérisme urétéral. Analyse de l'urine des deux reins.

	REIN GAUCHE	REIN DROIT
Quantité	470 c.c.	1.300 c.c.
Réaction	alcaline	alcaline
Densité	1000	1008
Urée	5 gr. 40 p. litre	9 gr. p. litre
Chlorures	3 gr. 50 » »	5 gr. 80 »
Acide phosphorique	0 gr. 40 » »	0 gr. 70 »
Albumine	0 gr. 80 » »	0 gr. 80 »

Épreuve du bleu, pratiquée le 27 janvier 1899.

	REIN GAUCHE	REIN DROIT
Début	1 heure 1/2	1 heure 1/2
Marche	continue	continue
Intensité	faible	moyenne
Chromogène	pas	pas

Après vingt-quatre heures, la sonde urétérale est retirée et la coloration des urines globales persiste après vingt-quatre heures. En présence de l'analyse de l'urine du rein droit qui démontrait son insuffisance fonctionnelle, je n'opérai pas ce malade.

Obs. **24** (inédite). — **Albarran.** *Tuberculose rénale gauche. Le cathétérisme des uretères démontre qu'il existe des lésions bilatérales et fait rejeter l'intervention.*

Mme M..., 32 ans.

Souffre depuis deux ans de phénomènes de cystite, fréquence

des mictions, douleurs, urines troubles, petites hématuries terminales.

Elle n'a jamais présenté de symptômes de maladie rénale.

La recherche de bacilles de Koch, faite à plusieurs reprises à Berlin, a été nulle, et le diagnostic fait dans cette ville était celui de *cystite probablement blennorrhagique.*

A l'examen on trouve une capacité de 90 centimètres cubes ; le rein gauche un peu douloureux à la pression, mais ne présentant pas d'augmentation de volume.

Le 25 octobre 1899, M. Albarran pratique à la maison de santé de la rue Blomet le cathétérisme urétéral sans chloroforme.

L'examen cystoscopique montre la muqueuse vésicale enflammée, rouge, avec de petites ulcérations douteuses au point de vue tuberculose en arrière du trigone.

Le rein gauche soupçonné malade est cathétérisé, et l'urine recueillie par la sonde et celle du rein droit recueillie dans la vessie sont examinées, dans le laboratoire de M. Albarran, par M. Léon Bernard.

	REIN GAUCHE (SONDE)	REIN DROIT (VESSIE)
Couleur	Jaune pâle.	Jaune un peu foncé
Aspect	Limpide avec grumeaux fins en suspension, nombreux.	Trouble avec les mêmes grumeaux.
Densité	1007.	1009.
Dépôt	Globules blancs ; cellules ovoïdes ou rondes du bassinet ; petites cellules des tubes urinaires ; fragments de cylindres hyalins, rares.	Globules blancs ; cellules de la vessie ; *petites cellules des voies urinaires supérieures*, rares.
Microorganismes	Colibacilles assez abondants ; pas de bacilles de Koch.	Colibacilles plus rares ; pas de bacilles de Koch.
Urée	7 gr. 68 par litre.	10 gr. 24 p. lit.
Chlorures	6 grammes —	7 gram. —
Phosphates	0 gr. 48 —	0 gr. 75 —
Albumine	0 gr. 50 —	0 gr. 75 —
Sucre	Pas.	Pas.
Δ	: — 0.70	: — 0,81.

Cet examen permet de constater que les deux reins sont malades et M. Albarran, en présence de ces lésions doubles, décide de ne pas intervenir et se contente d'instituer un traitement général.

Il revoit la malade en janvier 1900 et constate que son état est le même. M. L. Bernard fait l'examen des urines et y trouve des bacilles de Koch.

Obs. 25 (inédite). — **Albarran**. *Tuberculose rénale gauche. Le cathétérisme des uretères démontre l'existence de lésions bilatérales et fait rejeter l'intervention.*

Mme D..., 45 ans, présente des phénomènes de cystite; mictions fréquentes, toutes les heures.

Rein gauche non sensible à la pression, mais seulement au ballottement.

L'examen cystoscopique fait découvrir une muqueuse vésicale un peu rouge, sans lésions tuberculeuses. La capacité vésicale est de 150 grammes.

Le 23 octobre 1899, on cathétérise le rein gauche et l'*examen des urines* est pratiqué par Léon Bernard.

	REIN GAUCHE (SONDE)	REIN DROIT (VESSIE)
	—	—
Couleur.....	Après dépôt, plus pâle que celle de la vessie.	Jaune pâle.
Aspect......	Trouble.	Trouble.
Réaction....	Faiblement acide.	Acide.
Densité.....	1008.	1010.
Dépôt......	Sang ; quelques rares cellules du bassinet.	Globules rouges, globules blancs plus abondants; *petites cellules voies urinaires supérieures; cellules du bassinet polymorphes striées abondantes.* Cylindres granuleux hyalins, assez rares.

	REIN GAUCHE (SONDE)	REIN DROIT (VESSIE)
	—	—
Urée..........	7 gr. 68 par litre.	14 gr. 09 par litre.
Chlorures......	5 gr. 3 —	4 grammes —

Phosphates.....	0 gr. 60 par litre.	1 gr. 07 par litre.
Albumine......	1 gramme —	0 gr. 75 —
Sucre.........	Pas.	Pas.
Δ.............	0.61.	Δ : 0.79.

L'urine des deux reins contenant de l'albumine et présentant le dépôt consigné dans l'examen précédent, M. Albarran, en présence de lésions bilatérales, n'opère pas.

La malade revue à la fin de l'année 1899, après traitement général, va beaucoup mieux.

CHAPITRE V

Le cathétérisme des uretères comme moyen de diagnostic des affections rénales.

I. — Rétentions rénales.

Le cathétérisme des uretères est particulièrement important pour le diagnostic des rétentions rénales. Il en démontre l'existence, en fait connaître la nature et permet d'en découvrir la cause.

En clinique, quand on cherche à introduire une sonde dans le rein, on peut éprouver des difficultés, rencontrer des obstacles dans son parcours de la vessie vers le rein ; on peut, en un mot, recueillir des sensations dans son passage dans l'uretère, de sorte qu'à mesure qu'elle avance on acquiert des renseignements précieux qui peuvent faire dire, s'il y a une rétention rénale, qu'elle est due à la difficulté qu'éprouve l'urine à passer librement à tel endroit, à telle hauteur dans le conduit urétéral.

On voit donc qu'avant d'atteindre le rein, avant que la sonde puisse renseigner sur l'existence de la rétention, on peut connaître la cause qui l'a produite.

Dans ce travail, par conséquent, observant les faits tels qu'ils se présentent dans la pratique, nous suivrons un ordre chronologique différant de celui des traités et nous étudierons : la cause, l'existence, la nature de la rétention.

Diagnostic de la cause des rétentions. — Nous devons d'abord diviser les cas cliniques en deux grandes catégories : ceux dans lesquels la sonde se trouve arrêtée dans l'uretère, à une hauteur quelconque de ce canal; et ceux dans lesquels elle va jusqu'au rein.

1° Si la sonde ne passe pas, il est important, au point de vue du diagnostic, de considérer l'endroit où elle s'arrête et la façon dont cet arrêt se produit, c'est-à-dire les sensations spéciales qu'on perçoit au moment où la sonde vient buter contre l'obstacle.

Nous ne faisons que citer les cas dans lesquels la sonde ne peut pas entrer dans l'orifice urétéral de la vessie parce qu'une lésion de cet organe, plaque de cystite par exemple, l'a déformé, ou bien lorsqu'une infiltration néoplasique ou cicatricielle l'a resserré ; le cystoscope suffit à faire apercevoir ces lésions causales.

Par contre, il est intéressant de connaître les cas dans lesquels on est arrêté aussitôt après que la sonde a dépassé l'orifice, aussitôt après que son bec a pu s'introduire dans la fente urétérale. L'obstacle est alors constitué par un rétrécissement de l'orifice urétéral qui peut être congénital.

Si l'arrêt a lieu non plus à l'orifice, mais un peu plus haut, il peut être occasionné par un rétrécissement, par une valvule, par une bride, ou par une cicatrice.

Il s'agit d'une *bride* quand l'impossibilité de passer disparaît, si on donne à la sonde une inclinaison différente, si on change l'angle sous lequel on la présentait.

Lorsqu'on bute toujours au même endroit et dans les mêmes conditions malgré qu'on ait changé l'angle de présentation de la sonde, aussi bien que du degré de remplissage de la vessie, on peut penser qu'il existe une *valvule.*

C'est un *rétrécissement* quand on sent la sonde serrée ; quand, après avoir essayé de franchir l'obstacle, on sent qu'elle se trouve gênée dans son mouvement de recul ; on en est particulièrement certain quand en cherchant à dégager la sonde, en la retirant, on voit apparaître autour d'elle un repli de la muqueuse urétérale : c'est le conduit qui se déplisse « en formant un véritable cône saillant dans la vessie » (1).

Le diagnostic de *cicatrice* se fait à la fois par l'examen des antécédents et par le cathétérisme urétéral qui permet d'en connaître le siège exact.

Lorsque la sonde ne s'arrête dans son parcours urétéral qu'à l'extrémité supérieure du conduit, ce dont on se rend facilement compte en voyant la partie de sonde qui reste au dehors, il s'agit d'un *rétrécissement* siégeant habituellement au niveau du collet de l'uretère.

Nous devons ajouter, en terminant l'étude des causes de rétention rénale constatées dans l'uretère par le cathétérisme, qu'on a pu dans quelques cas, rares d'ailleurs, sentir qu'on bute toujours contre un corps dur ; que son contact avec celui-ci produit un petit choc caractéristique : c'est alors un *calcul* qu'il faut incriminer ; nous y reviendrons plus loin.

2° Si la sonde va jusqu'au rein, elle peut y aller tout à

(1) O. PASTEAU. Étude sur 140 cas de cathétérisme cystoscopique des uretères. *Association Fr. d'urologie*, Paris, 1898.

fait librement et, alors dans ce cas nous pouvons affirmer que la cause ne siège pas dans l'uretère et que s'il y a rétention elle est due à un obstacle siégeant dans le bassinet (obs. 38). Elle peut y aller aussi moins librement en ce sens que, bien que pénétrant jusqu'au rein, elle éprouve de petites difficultés dans ses mouvements de progression qui permettent de percevoir, à certains moments, des sensations spéciales, resserrement, ressauts ou frottements qui constituent des renseignements souvent de grande utilité.

Ces sensations sont perçues, grâce à la sonde, de la même manière que dans le cathétérisme vésical, et quoiqu'elles soient plus fines, on peut par elles diagnostiquer la présence d'un calcul qui n'obstrue pas complètement le conduit; quant au diagnostic d'urétérite chronique avec valvules, brides, coudures, il se fait surtout et par les antécédents et par les différences qu'on trouve dans la facilité de passage de la sonde d'un jour à l'autre.

Il y a, enfin, des cas qui sont très utiles à connaître parce qu'ils nous mettent en garde contre une grosse cause d'erreur; nous voulons parler de ceux dans lesquels la sonde ne pénètre jusqu'au rein que dans certaines conditions.

Si on se trouve arrêté dans un cathétérisme et qu'on n'éprouve aucune des sensations précédemment énumérées, on doit toujours essayer la manœuvre suivante : faire imprimer des changements de position au rein par un aide qui cherche à déplacer l'organe pendant que l'on essaie, dans chacune des positions qu'il prend, à faire progresser la sonde dans l'uretère. Très souvent, après tâtonnements on arrive, à un certain moment, à voir la sonde pénétrer comme si l'obstacle venait de disparaître.

Ces cas sont ceux dans lesquels l'obstacle est constitué par une coudure mobile, et appartiennent tous à l'histoire du rein mobile. Il faut « faire soulever et réduire dans sa loge le rein descendu avant de pousser la sonde » (1).

On voit donc que le cathétérisme des uretères seul peut donner parfois le diagnostic complet et certain de la cause d'une rétention rénale. Cependant, on aurait tort de vouloir toujours tout lui demander. Parce que cette méthode d'examen est bonne, il ne faut pas oublier les autres modes d'exploration qui depuis longtemps ont été utilisés avec plus ou moins de succès ; bien souvent ce n'est que par l'association du cathétérisme avec le palper, la recherche du ballottement, les touchers rectal et vésical et la phonendoscopie qu'on arrive à connaître d'une façon sûre et certaine si la cause d'une rétention siège ou non dans le canal urétéral.

Diagnostic de l'existence des rétentions. — Une fois la sonde arrivée dans un rein en rétention, on peut voir du liquide s'écouler par son extrémité en quantité plus ou moins grande, mais toujours supérieure à la sécrétion normale. Si tout se passe ainsi, on est en présence d'un cas simple, facile, dans lequel l'existence de la poche rénale est parfaitement démontrée. Mais à côté de ces cas bien nets, il y en a d'autres dans lesquels la sonde ne laisse rien passer ; faut-il pour ça dire qu'il n'y a pas de rétention ou que la poche est fermée ? Certainement

(1) PASTEAU. *Congrès d'urologie*, 1898. (Compte rendu, p. 409.)

non, car il suffit d'avoir pratiqué quelques cathétérismes pour voir combien sont fréquentes les causes d'erreur.

Le mauvais fonctionnement de la sonde, la nature du liquide, ou la position même de la poche peuvent empêcher le liquide de s'écouler.

Avant de conclure à la non-existence d'une rétention rénale, il faut donc s'assurer qu'aucune de ces causes d'erreur n'existe.

Nous allons les passer en revue en décrivant les précautions qu'il est bon de prendre pour éviter quelques-unes d'entre elles.

La sonde peut mal fonctionner, parce *qu'elle est bouchée* ou *mal placée*.

1° Elle peut être tout simplement bouchée avant le cathétérisme, et c'est pour cela qu'il ne faut jamais oublier de vérifier d'abord sa perméabilité, en y faisant passer du liquide à l'aide d'une seringue munie d'un embout spécial.

Elle peut encore être *bouchée*, au moment du cathétérisme, par un déchet venant du rein, caillot sanguin, épithélium, débris de néoplasme, etc... Dans ces cas, une injection fait dsparaître presque toujours l'obstacle.

Enfin, elle peut être obstruée par une bulle d'air qui forme bouchon. « Pour éviter cet inconvénient, il suffit, avant d'introduire la sonde dans l'orifice urétéral, de laisser échapper par cette sonde urétérale quelques gouttes de l'eau boriquée contenue dans la vessie, et après avoir pris cette précaution, d'en fermer l'extrémité, soit avec le doigt d'un aide, soit avec un petit fosset. Ce petit détail a son importance » (1).

(1) PASTEAU. *Congrès d'urologie*, 1898, p. 409.

2° La sonde peut être mal placée, qu'elle soit trop ou pas assez enfoncée ; cela se conçoit facilement, car dans le premier cas, elle ne pénètre pas dans la poche et le liquide ne peut pas en sortir ; dans le deuxième, elle va se placer tout à fait contre sa paroi et le liquide n'est pas en rapport avec l'œil de la sonde. Pour éviter cela, on doit imprimer à celle-ci de petits mouvements d'avance et de recul et observer si dans les positions successives qu'on lui donne, le liquide apparaît.

Le liquide de la rétention peut aussi être cause d'erreur, s'il est trop épais ; Pasteau, chez trois malades, a vu sortir de l'uretère des gouttes de pus qui ressemblaient à de véritables gouttes de suif et qui formaient des petites masses arrondies qui s'étageaient sur le fond de la vessie. On conçoit que ce liquide ne puisse, d'aucune façon, pénétrer dans le grêle conduit qu'est une sonde urétérale. L'injection donne encore dans ce cas quelques succès, en diminuant la consistance de ce liquide.

La dernière cause d'erreur peut tenir à la *position* et à la *forme* de la poche. On sait que les poches de rétentions rénales coexistant avec les abouchements anormaux des uretères, se développent obliquement, occupent souvent une situation déclive et, dans ces cas, la sonde pénétrant directement en position presque horizontale, passe au-dessus de ces poches sans pouvoir les atteindre et partant sans les vider.

Il en est de même encore, quand les poches sont multiples ; la sonde peut pénétrer peut-être dans une de ces cavités, mais n'arrive jamais à les vider toutes, car, forcément, il y en a dans lesquelles elle ne s'introduit pas, car elles ne se trouveront pas dans son chemin.

On pourra, cependant, quelquefois éviter en partie ces deux dernières causes d'erreur, en demandant à un aide d'exercer des pressions dans la région lombaire, en cherchant à comprimer le rein et à le déplacer.

Diagnostic de la nature des rétentions. — Quand on est en possession du liquide rénal recueilli par la sonde, on se trouve en mesure de déterminer la nature de la rétention.

Depuis le liquide clair, jusqu'au liquide franchement trouble, on trouve toutes les nuances. C'est l'aspect que présente l'urine qui nous permet d'interpréter sa qualité. Pour la facilité de l'exposition, nous classerons le liquide des rétentions en : liquide clair, sanguinolent, légèrement trouble et franchement trouble.

S'il est *clair*, la rétention sera sûrement une uronéphrose et l'examen chimique en donnera la certitude. Si en faisant celui-ci on trouve une diminution de l'urée, des chlorures et des phosphates, on est en droit d'affirmer que c'est une uronéphrose (obs. 37). M. Albarran dit d'autre part : « Toutes les fois que l'urine de la sonde placée dans un bassinet et l'urine de l'autre rein recueillie dans la vessie présentent une composition semblable, on peut affirmer qu'il n'y a pas d'uronéphrose (1). »

S'il est *sanguinolent*, il s'agit d'une hématonéphrose ; et l'examen microscopique fait découvrir des hématies.

S'il est *légèrement trouble* et que l'examen microscopique montre la présence de globules de pus et de micro-organismes, c'est une uro-pyonéphrose.

(1) ALBARRAN. *Traité de chirurgie*, t. VIII. Maladies du rein et de l'uretère.

S'il est *franchement trouble*, il s'agit d'une pyonéphrose et l'examen microscopique fera connaître l'existence du pus et les microbes qui s'y trouvent.

On voit la précision de diagnostic que l'on obtient avec le cathétérisme dans les rétentions rénales, cathétérisme qui révèle d'une façon certaine l'existence d'une poche, la cause de sa production, obstacle qui empêche le libre cours de l'urine du rein à la vessie, ainsi que la quantité et la qualité du liquide contenu dans la poche rénale.

Obs. 26. — **Albarran** (1). *Rein mobile; légère rétention rénale.*

Joséphine S..., 43 ans, entrée le 6 mars 1894, salle Laugier, n° 20. A eu deux grossesses, la dernière en 1890. Peu de temps après, elle commença à ressentir des douleurs dans le côté gauche, survenant après la marche et s'accompagnant de vomissements alimentaires. Au mois d'août 1893, elle a eu une crise très violente accompagnée de rétention d'urine; les urines n'ont jamais contenu ni sang ni pus.

L'examen, pratiqué en 1894, donne les résultats suivants. Le rein gauche n'est pas senti; le rein droit, très mobile, descend jusque dans la fosse iliaque.

La malade quitte le service avec une ceinture. Elle y entre de nouveau le 20 mars 1897. Les douleurs, qui avaient été très améliorées par le port de la ceinture, ont reparu depuis trois mois, s'accompagnant de troubles dyseptiques et d'un amaigrissement notable; la malade est incapable de tout travail.

Le rein droit, petit, descend au-dessous du rebord des fausses côtes; il n'est pas augmenté de volume; on sent, au niveau du hile, une petite masse dure, qui est probablement un noyau d'urétérite.

(1) Thèse Imbert (Obs. V, p. 107).

Cathétérisme de l'uretère : On constate une petite rétention rénale de 12 centimètres cubes.

Néphropexie le 9 juin 1897.

La malade sort le 9 juillet complètement guérie.

Elle est revue en septembre 1897. Cathétérisme de l'uretère. Pas de rétention rénale.

Obs. 27 (inédite). — **Albarran**. *Rein mobile. Légère rétention rénale. Néphrorrhaphie.*

Mme P..., 45 ans, est très amaigrie et très nerveuse.

Elle souffrait beaucoup de son rein droit, d'une manière continue et par crises, mais elle ne présentait pas de symptômes d'hydronéphrose intermittente.

Le rein était mobile et douloureux à la pression. Il ne paraissait pas augmenté de volume.

Le *cathétérisme de l'uretère droit* démontre l'existence dans le rein de ce côté d'une légère rétention d'environ 40 grammes.

La sonde est laissée en place pendant dix-huit heures (de 6 heures du soir à midi) et l'urine de la sonde et celle de la vessie sont analysées.

	REIN DROIT (SONDE)	REIN GAUCHE (VESSIE)
	—	—
Couleur.	Jaune normal.	Jaune clair.
Aspect.	Clair, dépôt rouge-brun.	Clair, dépôt blanc brunâtre.
Réaction.	Acide.	Légèrement alcaline.
Quantité,	200 centimètres cubes.	120 centimètres cubes.
Densité	1020.	1022.
Urée.............	14 gr. 10 p. lit.;	
	2 gr. 80 en 18 h.	14 gr. 25 p. litre; 2 gr. 30 en 18 h.
Chlorure.........	2 gr. 78 p. lit.;	
	0 gr. 54 en 18 h.	3 gr. 10 — 0 gr. 37 —
Acide phosphorique	2 gr. 82 p. lit.;	
	0 gr. 56 en 18 h.	2 gr. 70 — 0 gr. 32 —

Cet examen permet de poser le diagnostique de rein mobile, avec légère rétention rénale.

La néphrorrhaphie est pratiquée par M. Albarran, en juin 1897. La malade est complètement guérie depuis l'intervention.

Obs. **28** (inédite). — **Albarran.** *Petite rétention rénale légèrement infectée, diagnostiquée et traitée par le cathétérisme urétéral.*

Mme P... souffrait de douleurs lombaires plus accentuées à gauche; le rein ne présentait pas d'augmentation de volume.

Elle était très affaiblie et avait des accès fébriles fréquents.

Le cathétérisme est pratiqué le 22 juillet 1899.

On introduit une sonde dans l'uretère gauche, qui pénètre jusqu'au rein et on recueille l'urine de la sonde et celle de la vessie venant du rein droit.

REIN GAUCHE (SONDE) —	REIN DROIT (VESSIE) —
Le repos laisse un dépôt purulent et d'aspect membraneux, abondant, avec un liquide clair au-dessus.	Dépôt infime et liquide très clair.
Globules de pus prédominants.	Cellules de l'épithélium vésical.
Petites cellules du bassinet.	Rares globules blancs.
Quelques fragments de cylindres.	
Très rares colibacilles.	Pas de microbes.
Pas de bacilles de Koch.	
Urée = 1 gr. 22 par litre.	4 gr. 88 par litre.

On fait des lavages du rein gauche au nitrate d'argent et la malade s'améliore.

Les dernières nouvelles qu'elle a données au mois de janvier 1900 démontrent que l'amélioration persiste; elle a engraissé et n'a pas de fièvre.

Obs. **29**. — **Albarran** (1). *Rein mobile. Le cathétérisme démontre une légère rétention rénale.*

Aline C..., 42 ans, entre le 21 juin 1897, salle Laugier, n° 7.

Bien réglée à 13 ans 1/2, elle a eu trois enfants A la suite du der-

(1) En partie in thèse Imbert (Obs. VI, page107).

nier accouchement, il y a douze ans, elle a eu une hémorrhagie abondante.

Pas de maladies antérieures.

En décembre 1896, la malade dit avoir éprouvé à deux reprises différentes une douleur vive dans le côté droit, en cirant des escaliers. Cette douleur n'a duré qu'un instant.

En février 1897, elle a commencé à souffrir dans la région lombaire droite. Ces douleurs survenaient par crises au moment des règles; elles étaient continues et très vives. Elle a eu trois de ces crises; la dernière dura cinq jours.

Pendant la crise, elle urine moins et la crise n'est pas suivie d'une abondante sécrétion d'urine.

Le décubitus dorsal était impossible; elle ne pouvait non plus se coucher sur le côté gauche. Le décubitus latéral droit (côté malade) étant seul supportable, atténuait un peu les douleurs.

Dans l'intervalle des règles, légères douleurs à droite, mais peu intenses.

Pas de crises au moment de ses dernières règles survenues le 31 mai.

Urines généralement claires; pas de graviers; pas d'hématurie.

État à son entrée. — A la palpation on sent dans la région lombaire droite une tumeur arrondie, résistante, dont l'extrémité supérieure n'atteint pas les fausses côtes, de sorte que l'on peut insinuer la main entre la tumeur et les fausses côtes; son extrémité inférieure descend au-dessous de l'ombilic, à trois travers de doigt; le bord interne est à trois travers de doigt de la ligne médiane.

Le diamètre transversal de la tumeur est plus grand que son diamètre vertical.

Cette tumeur est franchement abdominale, et elle ne prend contact avec la région lombaire que lorsqu'on la refoule; de plus, lorsqu'on la refoule, la tumeur peut venir en partie se cacher sous les côtes.

Le ballottement rénal est des plus nets. La tumeur est mate, sauf à la partie interne, où on obtient de la sonorité.

Le 29 juin, M. Albarran met une *sonde à demeure dans l'uretère droit.*

Cette sonde reste quarante-huit heures en place, et elle donne 480 centimètres cubes d'urine, tandis que la vessie en donne seulement 290 centimètres cubes.

Le 2 juillet, on analyse l'urine et voici le résultat :

	REIN DROIT (SONDE)	REIN GAUCHE (VESSIE)
	—	—
Quantité...........	480 cm^3	290^3
Réaction...........	alcaline	alcaline.
Densité............	1024	1025.
Urée...............	15 gr. 8	20 gr. 01.
Chlorure...........	10 gr. 4	13 gr. 5.
Phosphates.........	1 gr. 46	1 gr. 60.

Le 6, nouvel examen par M. Albarran, qui retrouve à la tumeur les caractères ci-dessus sauf peut-être une légère augmentation de ses diamètres.

Le 16, opération par M. Albarran. Incision lombaire ; on arrive sur le rein un peu gros mais vidé et on se contente de faire une néphropexie. Drainage.

Le lendemain, hémorrhagie assez abondante ayant obligé à faire le pansement.

Le 24 (huit jours après l'opération), ablation des fils. Tout est réuni sauf le point où était le drain.

La malade va de mieux en mieux et elle quitte le service le 19 août.

Obs. **30** (inédite). — **Albarran**. *Rein mobile. Rétention rénale.*

La nommé Louise M..., âgée de 24 ans, couturière, entre à l'hôpital Necker, salle Laugier, lit n° 2, le 25 avril 1898.

Antécédents personnels. — Pas de grossesse ni de fausse couche. Il y a quatre ans, la malade, à la suite d'un amaigrissement de 20 livres, a commencé à souffrir dans le flanc droit. C'étaient des crises douloureuses survenant à la suite d'une fatigue, d'une marche et siégeant dans la région du rein droit sans irradiation vers la vessie. Pendant ces crises, la malade prenait le lit et la douleur disparaissait au bout de quelques heures. Il n'y a jamais eu de débâcles urinaires ni troubles vésicaux. Jamais d'hématurie.

A cette époque, c'est-à-dire il y a quatre ans, on trouva de l'albumine dans l'urine et la malade fut mise au régime lacté. Depuis, les crises sont devenues de plus en plus fréquentes, plus prolongées, et depuis trois ans s'accompagnent presque toujours de vomissements et de gonflement du ventre. Ce gonflement du ventre précède les douleurs. Les crises revenaient à peu près tous les mois, duraient un jour ou deux sans être influencées par les règles. Au mois d'août 1897, la malade consulte M. Guyon, qui constate que le *rein droit est mobile* et conseille le port d'une ceinture. La ceinture a soulagé la malade pendant quatre mois, à la suite de quoi elle dut reprendre une existence plus active et recommença à souffrir comme avant.

Actuellement elle souffre plus que jamais, la dernière crise a duré trois jours, elle s'est accompagnée de vomissements pendant deux jours. Il y a eu quatre crises le mois dernier, jamais de débâcle urinaire à la suite, ni d'hématurie.

État actuel. — Malade ayant l'aspect d'une bonne santé habituelle, le ventre n'est pas relâché et la paroi abdominale est solide. En palpant la région du flanc droit, on sent le rein très reconnaissable à sa forme. Il est extrêmement mobile, il descend jusque dans la fosse iliaque et on peut le réduire dans sa loge. Il donne nettement le ballottement lombo-abdominal.

Quand on fait placer la malade dans le décubitus latéral gauche, le rein se porte vers la fosse iliaque, mais peu en dedans. La malade dit ne pas pouvoir se coucher sur le côté sous peine d'avoir une crise rénale. On sent à peine l'extrémité inférieure du rein gauche, qui semble très légèrement abaissé. La malade n'a pas de troubles digestifs en dehors des vomissements qui accompagnent les crises.

13 mai. Crise d'hydronéphrose intermittente.

A 8 heures du matin, la malade est prise de douleurs dans le flanc droit. Elle a des nausées, sans vomissements, à 11 heures ; on constate à la simple inspection du ventre une tuméfaction arrondie, située dans le flanc droit. La palpation, très difficile à cause de la douleur, fait constater que le rein ectopié a beaucoup augmenté de volume. C'est lui qui soulève la paroi. La malade continue à souffrir très vivement. Elle n'a uriné qu'une fois de 8 heures à midi

A midi M. Albarran introduit dans l'uretère droit une sonde urétérale n° 7. *Il s'écoule par la sonde de l'urine claire peu colorée.* Dès l'écoulement des premières gouttes d'urine par la sonde, la malade déclare ne plus souffrir. La sonde est laissée à demeure de midi et demi à 4 heures. Le rein droit a sécrété 625 grammes d'urine très claire, le rein gauche dans le même temps a sécrété 100 grammes.

Examen des urines de la vessie (rein gauche) :

Quantité.........	100 centimètres cubes.
Aspect...........	Urine claire, dépôt blanc assez abondant.
Couleur..........	Normale.
Odeur............	Normale.
Réaction.........	Neutre.
Densité..........	1022.

	par litre
Urée..	18.80
Chlorures.....................................	14.50
Acide phosphorique............................	1.80

Examen microscopique :

Hématies..........................	en nombre notable
Leucocytes........................	— —

Nombreux cristaux de phosphates.

Examen des urines du rein droit.

	URINE DE RÉTENTION —	URINE OBTENUE PAR LA SONDE URÉTÉRALE APRÈS L'ÉVACUATION DE LA RÉTENTION —
Aspect............	Clair, léger dépôt floconneux normal.	Clair, léger dépôt floconneux normal.
Couleur...........	Jaune clair.	Jaune très pâle.

Odeur.............	Normal.	Normale.
Réaction	Acide.	Acide.
Densité............	1008 quantité 585cc	1003, quantité 350cc
	par litre —	par litre —
Urée..............	11 gr. 50	3 g. 10
Chlorures	3 » 80	1 » 70
Acide phosphorique.	0 » 94	0 » 10
Albumine..........	Traces	Traces
Glucose...........	Pas	Pas
Pigments biliaires..	Pas	Pas

16 mai. Nouvelle crise de douleurs, ayant débuté à 4 heures du matin par une violente crise d'urines sans que la malade rendît plus que quelques gouttes d'urine. La même tumeur abdominale commença à se montrer, et, à 9 heures du matin, avait le volume d'une grosse orange, occupant le côté droit du ventre près de la ligne médiane, un peu au-dessous de l'ombilic. Très douloureuse à la pression, même légère. La malade a uriné 15 fois depuis le début de cette crise, mais en très petite quantité.

Opération le 16 mai.

Obs. **31** (inédite). — **Albarran.** *Rein mobile. Le cathétérisme montre une légère rétention rénale. Néphropexie.*

La nommée Argine R..., âgée de 38 ans, ménagère, entre à l'hôpital Necker, salle Laugier, lit 15, le 28 août 1899.

Réglée à 15 ans.

Depuis trois ans elle se plaignait de douleurs pendant la miction, c'était une sensation de brûlure qui se prolongeait cinq minutes après. Les mictions n'étaient pas fréquentes. L'urine n'était pas trouble, jamais d'hématurie. A ce moment, elle ne souffrait pas de ses reins.

Elle fut prise brusquement d'une douleur mal localisée dans la région lombaire. Cette souffrance sourde dura toute la journée et la nuit et fut accompagnée de vomissements. Le lendemain la malade ne put se rendre à son travail ; la marche lui occasionnait des douleurs atrocement vives qui s'exaspéraient au bout de quelques minutes.

Pendant cette crise, elle urinait normalement. Elle n'a pas remarqué de crise polyurique après la douleur. Depuis cette première crise, elle a toujours souffert des reins, douleur sourde qui s'exaspérait par la marche, la fatigue diminuait par le repos au lit.

Tous les mois et demi environ elle avait des crises aiguës de douleur qui duraient environ deux jours, mais ne s'accompagnaient pas d'augmentation de la quantité d'urine.

La malade, qui souffrait de plus en plus, est entrée à l'hôpital Necker le 8 novembre 1898.

Le 21 novembre, le *cathétérisme de l'uretère montre l'existence d'une rétention de 17 grammes*. La sonde n'est laissée en place que trois ou quatre heures.

Le 22, néphropexie par M. Albarran.

En quinze jours la plaie se ferme.

La malade sortit de l'hôpital le 27 décembre, très améliorée ; elle n'accusait plus aucune douleur, les urines étaient normales.

Obs. **32** (inédite). — Due à l'obligeance de MM. **Albarran** et **Cottet**. *Rétention rénale, probablement d'origine lithiasique.*

Mme C..., de Genève, 38 ans, a eu, il y a une dizaine d'années environ, une infection probablement d'origine gonococcique, caractérisée par écoulement vaginal, mictions fréquentes et douloureuses, et suivie d'une arthrite grave du genou gauche, guérie sans suppuration ni ankylose.

L'affection rénale débuta quelque temps après ; pendant une promenade à cheval, la malade éprouva une douleur violente dans le flanc gauche qui la força à s'arrêter et s'aliter ; colique néphrétique avec vomissements.

Depuis cette époque la malade sent toujours son rein gauche, avec, à intervalles variables, des crises de rétention rénale qui se caractérisent par des douleurs lombaires, du gonflement de la région, des vomissements, de la fièvre avec, diminution de la quantité des urines.

Il n'y a jamais eu d'expulsion de calculs à la suite de ces crises.

Le 21 octobre 1899, M. Albarran pratique le *cathétérisme du rein droit sain.*

Examen des urines, par M. Léon Bernard.

	REIN GAUCHE (VESSIE)	REIN DROIT (SONDE)
	—	—
Densité	1006	1012.
Couleur	jaune plus clair.	jaune.
Urée	4 gr. 48 par litre	8 gr. 96 par litre.
Chlorures	4 gr. 5 —	8 gr. —
Albumine	louche.	louche.
Sucre	0.	0.

Dépôt obtenu par centrifugation.

Pas d'éléments histologiques. Colibacilles.	Globules rouges et blancs, fragments de cylindres granuleux. Pas de bacilles de Koch. Colibacilles en quantité.

Une opération est proposée et non acceptée.

Cure à Evian, en août 1899 :

La malade a eu deux crises aiguës de retention rénale, pendant lesquelles le rein gauche a paru perceptible ; dans l'intervalle des crises il était senti augmenté de volume, tendu et douloureux. Au cours d'une de ces crises, il y a eu élimination par l'urine de quelques caillots en forme de filaments.

Les urines étaient rares et claires pendant la rétention ; puis redevenaient ensuite plus abondantes, mais troublées par la présence de pus.

État général médiocre ; teinte pâle ; appétit mauvais ; maux de tête fréquents ; de temps à autre, mouvement fébrile le soir.

Obs. **33** (inédite). — **Albarran.** *Légère rétention calculeuse. Néphrolithotomie.*

Le nommé Pierre G..., âgé de 29 ans, employé, entre à l'hôpital Necker, salle Velpeau, lit n° 5, le 22 mars 1898.

En 1880, à 11 ans, expulsion d'un calcul de la grosseur d'un fort grain de sable. De 11 à 22 ans, violentes douleurs dans les reins et le ventre, qui disparaissaient après un ou deux jours de repos. — A 15-17 ans, à la suite de courses au pas gymnastique de 7 à 8 kilomètres, urines sanglantes, puis très foncées immédiatement après ces courses, claires le lendemain.

En 1892-93, à 22 ans, après une course forcée de 12 kilomètres environ, urines sanglantes ; puis foncées, claires après deux jours de repos ; amaigrissement presque subit, dégoût des aliments. Analyse de l'urine : 30 centigr. d'albumine ; excès d'urée. En 1893, mis au traitement lacté pendant plus d'un an. A ce moment l'urine, quoique claire en sortant, déposait près du tiers de son volume, le dépôt était blanc rosé.

En 1894, crises très rares et de courte durée.

En 1895, douleurs dans le rein gauche et l'uretère plus fréquentes. Embarras gastrique.

En 1896, mauvaise année ; accès plus fréquents.

En 1897, très mauvaise année ; accès de plus en plus fréquents et plus douloureux. Digestions pénibles, renvois, crampes d'estomac.

En 1898, très violentes douleurs dans le rein gauche ; alité un jour sur deux en moyenne ; crampes d'estomac, renvois, etc. La douleur prend subitement dans le rein gauche ; au bout d'un quart d'heure elle est toujours violente, souvent intolérable, avec élancements plus vifs dominant la douleur générale. Elle se localise parfois dans le rein gauche seulement, parfois dans ce rein et dans l'aine ; puis, elle s'étend aussi dans les testicules qui semblent être broyés.

Les douleurs ne sont pas continuelles ; leur marche est irrégulière et rien ne prévient le malade, à l'avance, qu'il va avoir un accès. Il peut rester quinze jours sans ressentir aucun malaise, de même qu'il serait alité huit à douze jours sur quinze. Dans les périodes de calme il peut faire des exercices même violents, gymnastique, escrime, etc., sans ressentir la moindre douleur. Quand il souffre, il ne peut presser le rein avec la main. L'urine est toujours claire ; parfois, elle dépose un peu de sable au fond du vase, autour des parois duquel il se produit un enduit jaune rougeâtre, dur à enlever.

Examen. — Capacité vésicale, 220 grammes. — Canal libre. — Exploration métallique = 0. — Prostate = 0. — Rein droit = 0. — Rein gauche, pas de ballottement, sensibilité à la pression.

Le 24 mars, aucune douleur dans le rein dépuis l'entrée à l'hôpital.

Le 26, analyse des urines totales.

	APRÈS LE REPOS	APRÈS LA MARCHE
Quantité................	450 c.c.	1,250 c.c.
Réaction.................	acide	acide
Urée.....................	9 gr. 60 par litre	11 gr. 50
Chlorures................	8 gr. 60	12 grammes
Acide phosphorique.......	0 gr. 76	0 gr. 80

Cathétérisme urétéral du côté gauche. Dès que la sonde est mise dans le bassinet, *écoulement immédiat et continu de 25 grammes de liquide environ* (rétention). La sonde est laissée en place vingt-quatre heures. A la vingt-quatrième heure, apparition de quelques gouttes de sang.

Le 26, le malade se plaint d'un peu de malaise, bouffées de chaleur ; ascension de température 38°.

Urines recueillies par la sonde (rétention rénale).

Urée..................................	9 gr. par litre.
Chlorures.............................	8 gr. 10
Acide phosphorique....................	0 gr. 75

Le 27 mars, nouvel examen d'urine.

	REIN GAUCHE (SONDE)		REIN DROIT (VESSIE)
	—		—
Quantité...........	2,350 c.c.		2,560 c.c.
Densité............	1006		1007
Réaction...........	Acide		Acide
Urée..............	4 gr. 60 par lit.	10 gr. 80 en 24 h.	5 gr. 40 par litre 13 gr. 80 en 24 h.
Chlorures..........	3 gr. —	7 gr. 05 —	4 gr. 10 par litre 10 gr. 50 en 24 h.
Acide phosphorique.	0 gr. 38 —	0 gr. 90 —	0 gr. 45 par litre 1 gr. 15 en 24 h.
Albumine..........	Traces sensibles.		Traces.

Le 1er avril, ascension de température (39°) (grippe, troubles de la miction). M. Albarran recueille une pipette d'urine louche. Le malade ne vide pas sa vessie. Rétention, 450 grammes ; il y a du pus à la fin du sondage. Lavage avec plusieurs seringues d'eau boriquée et une de nitrate.

Le 2, néphrolithotomie par M. Albarran. Le calcul est dans le calice inférieur avec une branche descendant dans le bassinet.

Le malade quitte le service le 3 mai, la plaie se cicatrisant bien.

Obs. **34** (inédite). — **Albarran.** *Hydronéphrose calculeuse. Néphrolithotomie.*

La nommée Maria Br..., âgée de 55 ans, sans profession, entre à l'hôpital Necker, salle Laugier, lit n° 12, le 23 mars 1898.

Antécédents personnels. — A 22 ans, fièvre typhoïde pendant laquelle une rétention d'urine a nécessité un cathétérisme suivi d'accidents de cystite qui ont duré quinze jours.

Début de la maladie.— Il y quatre ans, crise douloureuse dans la région lombaire gauche sans irradiation du côté de la vessie, mais avec vomissements et diarrhée. Cette crise douloureuse a duré un jour. Depuis, la malade en a eu cinq analogues, mais moins violentes, présentant toujours les mêmes caractères, siégeant dans la région lombaire gauche et s'accompagnant de vomissements. La malade pense que ces crises étaient déterminées par la fatigue et qu'elles surviennent à la suite d'un travail physique pénible. La malade n'a jamais remarqué qu'au moment de ces crises ou à la suite les urines fussent sanglantes.

Elle n'a jamais rendu de sable ni de calculs. Depuis deux ans et demi, au moment de la ménopause, elle a remarqué que ses urines contenaient du sang. Elle dit très nettement qu'à la suite de marches les urines devenaient plus sanglantes. Cette hématurie a duré deux ans et demi avec les caractères suivants : les urines étaient claires le matin et se coloraient en rouge dans le courant de la journée et devenaient de plus en plus foncées jusqu'au soir. Cette hématurie est continue, il n'y avait que des interruptions de un à deux jours quand la malade gardait un repos complet.

Cette hématurie a cessé quinze jours avant l'entrée de la malade dans le service. Et, chose singulière, elle est venue consulter, « inquiète parce que ses urines n'étaient plus rouges ».

Huit jours avant son entrée, la malade a eu la grippe et à cette occasion elle a été reprise de douleurs lombaires. Il faut noter ce fait paradoxal que la malade prétend n'avoir pas eu de sang dans les urines au moment des crises douloureuses ; elle attribue la cessation de l'hématurie au repos qu'elle gardait à cause de la douleur.

Examen. — A son entrée, on constate que la malade est très grasse, les pommettes sillonnées de varicosités ; la malade présente un commencement de hernie ombilicale.

3 mars. — Examen par M. Albarran. Urines troubles, même au repos, avec dépôt purulent.

Rein gauche. — Non mobile, mais perceptible par le palper lombo-abdominal.

Cystoscopie : Muqueuse vésicale normale.

Cathétérisme de l'uretère gauche facile ; par la sonde urétérale *il s'écoule quelques centimètres cubes d'urine trouble contenaut des flocons de muco-pus*, la sonde est laissée en place pendant vingt-quatre heures, elle est très bien supportée ; les liquides des deux reins sont analysés.

Le 5, *première analyse au point de vue chimique.*

	REIN GAUCHE (SONDE)		REIN DROIT (VESSIE)	
Quantité	625 c.c.		700 c.c.	
Aspect	trouble		clair	
Réaction	acide		acide	
Densité	1015		1019	
	Par litre	En 24 h.	Par litre	En 24 h.
Urée	12.80	8.	16.65	11.65
Chlorures	8.20	5.10	12.30	8.60
Acide phosphorique	0.88	0.50	1.98	1.38

Le 10, *deuxième cathétérisme urétéral*, sonde à demeure ; le soir la malade a eu de la fièvre avec nausées et subdélire ; elle se plaint de violentes douleurs au niveau du rein gauche. La sonde est retirée au bout de vingt-quatre heures, nouvelles analyses des liquides vésical et urétéral.

Le 11, la température devient normale et les douleurs se calment.

Le 12, *deuxième analyse au point de vue chimique.*

	REIN GAUCHE (SONDE)	REIN DROIT (VESSIE)
Quantité	950 c.c.	750 c.c.
Densité	—	1018
Réaction	acide	acide
Urée	4.30	9.60
Chlorures	8.20	12.40
Acide phosphorique	0.70	1.60

Examen des urines au point de vue histologique. — Urine très trouble.

Dépôt très abondant. Très nombreux leucocytes. Rares hématies. — Très nombreuses cellules vulvo-vaginales.

Réaction acide.

Le 23 mars 1898, néphrolithotomie. On constate des lésions de périnéphrite, le rein est gros et semble hydronéphrosé.

Le calcul est aplati et présente les caractères d'un calcul oxalique.

Le 28 mai, la malade quitte le service la plaie presque complètement fermée.

Obs. 35. — **Albarran** (1). *Hydronéphrose. Rein mobile et lithiase rénale.*

La nommée Rose O..., âgée de 25 ans, domestique, entre à l'hôpital Necker, salle Laugier, lit n° 7, le 3 août 1898.

Antécédents personnels. — Réglée à 15 ans. La malade souffre du côté droit depuis l'âge de 9 ans, mais jusqu'à il y a un an les douleurs avaient toujours été sourdes et peu intenses, ne gênant nullement la malade pour son travail. Depuis que la malade est réglée, elle a remarqué que les douleurs augmentaient beaucoup avant et pendant les règles. Il y a un an et demi, la malade, qui venait d'arriver en France, se mit à des besognes plus pénibles, notamment à porter les paquets. Elle commença alors à maigrir, puis bientôt les douleurs du flanc droit s'exagérèrent beaucoup, ayant depuis ce moment des irradiations dans la région lombaire du même côté.

Comme antérieurement, les phénomènes douloureux ont depuis un an toujours été plus intenses au moment des périodes menstruelles. La malade, ayant considérablement maigri et souffrant de plus en plus, est entrée il y a dix jours à l'hôpital anglais, dont elle est sortie pour venir à la salle Laugier.

Elle a remarqué que par le repos au lit les douleurs, qui sont habituellement exagérées par la marche, cessent.

De même par le repos la quantité d'urine émise est plus régulière. Il n'y a plus de ces crises de polyurie qui du reste sont assez rares et n'ont pas paru avoir un rapport précis avec les phénomènes douloureux.

Les mictions sont un peu plus fréquentes le jour, cinq à six fois, mais non douloureuses. La malade n'a jamais vu que ses urines fussent teintées de sang ou troubles, ou purulentes. La modifica-

(1) Thèse Gosset. Obs. V, p. 137.

tion de l'état général se traduit par l'amaigrissement assez considérable et par la perte des forces. La malade ne tousse pas et n'a jamais toussé. Ses fonctions digestives sont intactes.

Examen de M. Héresco, interne du service. — Rein droit : gros, largeur de six travers de doigt, légèrement irrégulier, abaissé ; son pôle inférieur est au niveau d'une ligne horizontale passant par l'ombilic, son pôle supérieur n'est pas perceptible, ballottant bien, non douloureux.

Rein gauche : 0. — Vessie, capacité 200 grammes. Urines claires.

Le cathétérisme de l'uretère droit a été pratiqué à différentes reprises ; *on a constamment trouvé de la rétention, celle-ci variant entre 30 et 40 grammes.*

Le 15, *examen* de M. Albarran.

Rein droit : de la grosseur du poing, tout entier au-dessous des côtes; on arrive à trouver son extrémité supérieure.

Hydronéphrose moyenne, plutôt petite, par rein prolabé.

Le 19, cathétérisme de l'uretère droit. Celui-ci est rendu difficile par la situation de l'orifice urétéral au sommet d'une saillie assez proéminente de la paroi.

Rétention de 50 grammes.

Le 26, cathétérisme urétéral, *rétention 60 grammes.*

Le 23, *examen chimique des urines.*

	REIN GAUCHE (VESSIE)	REIN DROIT (SONDE)
Aspect	Légèrement trouble.	Clair, léger dépôt floconneux blanc translucide.
Couleur	Jaune pâle.	Jaune clair.
Odeur	Normale.	
Densité	—	1012.
Réaction	Légèrement acide.	Légèrement acide.
Quantité		750 c.c. (7 h. soir à 11 h. matin) 24 c.c.
Urée	8 gr. 30 par litre.	14 gr. 10 par litre.
Chlorure	7 gr. par litre.	7 gr. par litre.

Acide phosphorique.	0 gr. 70.	1 gr. 20.
Albumine.........	Traces, environ 0,15 à 0,20.	0 gr. 10.
Glucose...........	0	0

Examen du 26 septembre :

	REIN GAUCHE (VESSIE)	REIN DROIT (SONDE)
Aspect...........	Légèrement trouble, dépôt floconneux.	Légèrement trouble, dépôt floconneux.
Couleur...........	Jaune clair.	Jaune clair.
Odeur............	n	n
Réaction..........	Légèrementacide.	Légèrement acide.
Densité...........	1011.	1014.
Quantité..........	60 c.c.	60 c.c.
Urée..............	9 grammes par litre.	14gr. 70 par litre.
Chlorures.........	8 gr. 50. » »	10 gr. » »
Acide phosphorique.	0 gr. 94.	1 gr. 20 » »
Albumine.........	0 gr. 80.	0 gr. 70 » »
Glucose...........	0	0

Opération, le 28 septembre. — Incision postérieure sur le rein droit qu'on trouve très gros, très irrégulier, avec des bosselures à sa surface, surtout aux extrémités supérieure et inférieure et au niveau de son bord convexe. On incise ces deux bosselures, puis on retire du bassinet un calcul en Y engagé dans l'uretère ; les grandes poches sont capitonnées, puis drainées. Néphropexie.

Deuxième opération, le 1er décembre. — Urétéro-pyélo-néostomie (guérison) ; la malade quitte le service le 22 février.

Obs. 36. — **Imbert** (1). *Hydronéphrose droite diagnostiquée par le cathétérisme.*

Malade âgé de 35 ans ; a eu la variole à l'âge de 4 ans ; en 1880, il fut atteint, dit-il, d'une pleurésie du côté droit, pour laquelle il

(1) Service de M. Schwartz. Thèse (Obs. I, p. 10).

fit un séjour de trois semaines à l'hôpital (lait, ventouses, sangsues).

Le 20 mars 1897, il fut pris, sans cause connue, d'une douleur dans l'hypocondre droit, qui dura une quinzaine de jours et céda à l'application d'un vésicatoire. Huit ou dix jours après l'apparition de cette douleur, il s'aperçut que ses urines avaient beaucoup diminué : il n'en rendait, dit-il, que 250 gram. par 24 heures. Enfin, quelques jours plus tard, survint un œdème, absolument limité aux membres inférieurs ; en même temps, le malade s'apercevait que son ventre devenait plus volumineux du côté droit.

Il se décida alors à entrer à l'hôpital Cochin, dans le service de M. Chauffard, où il fut mis au lait ; peu après son entrée, on lui fit une ponction avec une seringue de Pravaz et l'on retira de la tumeur un liquide parfaitement clair, qui avait l'aspect de l'urine.

A la suite de cette ponction, le malade a uriné un petit caillot ; les urines se sont relevées brusquement à 2 litres environ et se sont maintenues à ce chiffre. Bruit de galop très net. C'est à ce moment, le 3 mai, que le malade fut transféré du service de M. Chauffard dans celui de M. Schwartz, où l'on constata les signes suivants :

Une voussure considérable occupe la région de l'hypocondre ; à la palpation, on sent une grosse masse qui paraît se prolonger jusque sous les fausses côtes, et arrive, en bas, au voisinage de la crête iliaque.

La tumeur est trop volumineuse pour que le ballottement soit appréciable. A la percussion. on constate qu'elle est mate dans toute son étendue, dépassant, à gauche, la ligne médiane et se continuant avec la matité hépatique. Urines claires. Le reste de l'appareil urinaire est sain.

Le 12 mai, l'examen cystoscopique montre que l'uretère droit ne donne pas d'urine.

Le 16 mai, M. Imbert *sonde l'uretère droit* au moyen de l'appareil de M. Albarran ; la sonde pénètre sans aucune difficulté, et bientôt s'écoule goutte à goutte un liquide noirâtre, très foncé, contenant des globules rouges, de l'urée, de l'albumine ; l'écoulement étant très lent, on l'arrête après *évacuation de 500 gr.*

de liquide. Le 18, M. Imbert *fait de nouveau le cathétérisme et retire, cette fois, 1,500 gr. d'un liquide un peu moins foncé, mais néanmoins toujours fortement coloré.* Bien que l'écoulement se fasse en jet, on l'arrête de nouveau pour éviter une évacuation trop brusque. La tumeur a diminué dans des proportions considérables ; on la sent réduite au volume d'une tête de fœtus environ, et le ballottement est devenu très évident.

Le 20 mai, M. Albarran veut bien examiner le malade et place une sonde à demeure par laquelle s'écoulent, dans les 24 heures suivantes, environ 2 litres d'urine (quantité approximative, le malade ayant mélangé ses deux urines, dont la valeur totale était de 4 litres).

La tumeur a totalement disparu, et cependant, par le ballottement, on perçoit comme une grande poche flasque et vide.

Le 25, M. Imbert remplace la petite sonde qu'avait mise M. Albarron par une autre sonde n° 11. A partir de ce moment, il est possible de faire deux fois par jour des lavages du rein au nitrate d'argent. *Le liquide évacué par la sonde oscille journellement entre 150 et 200 gr.*, l'urine vésicale restant à 1,500 ou 2,000 gr. En outre, le liquide retiré par la sonde est devenu progressivement plus clair, mais contient toujours un peu de sang et beaucoup d'albumine. Les lavages déterminent une sensation douloureuse lorsque la quantité injectée en une seule fois dépasse 500 gr.

Examen comparatif de l'urine et du liquide hydronéphrotique, du 18 mai :

LIQUIDE HYDRONÉPHROTIQUE DU REIN DROIT (SONDE)		URINE REIN GAUCHE (VESSIE)
—		—
Quantité..........	1,500.	2,250.
Densité...........	1010.	1012.
Réact. fortem. acide.		
Matières organiques.	18 gr.	20 gr. 80
Urée.............	7 gr. 50 p. lit.	12 gr. 70 p. lit.
Albumine.........	2 gr. 80 —	0 gr. 80 —
Globules blancs et rouges nombreux		

Urine du 25 mai :

	REIN DROIT (SONDE)	REIN GAUCHE (VESSIE)
	—	—
Quantité.........	250.	1,800.
Densité..........	1012.	1015.
Urée............	4 gr. 80 p. lit.	8 gr. 80 p. lit.
Albumine........	3 gr. 80 —	Traces.

Enfin, l'injection sous-cutanée de bleu de méthylène, répétée à deux reprises selon la méthode de MM. Achard et Castaigne, a donné chaque fois un résultat positif pour le rein gauche, au bout d'une heure et demie environ. Pour le rein droit, la coloration n'est apparue à aucun moment.

La sonde urétérale est laissée en place pendant quinze jours ; elle est retirée le 4 juin. A partir de ce moment, le malade continue à avoir des urines légèrement troubles, dont la quantité totale s'élève environ à 2,000 grammes par vingt-quatre heures.

Il part au bout de huit jours après pour l'asile de Vincennes, d'où il revient après quinze jours, pour se faire examiner.

L'hydronéphrose ne s'est nullement reproduite.

Revu au mois de décembre 1897, le malade se sent parfaitement guéri et se refuse à toute nouvelle exploration de son uretère ; il est donc impossible de dire si la poche d'hydronéphrose est complètement vide.

Cependant, à la palpation, on ne sent que le rein légèrement descendu, non volumineux, et l'on peut très facilement le refouler sous les fausses côtes. Le bruit de galop est devenu beaucoup moins marqué.

Obs. **37** (inédite). — **Albarran.** *Hydronéphrose gauche, diagnostiquée par le cathétérisme.*

La nommée M. V..., 41 ans, lingère, entre à l'hôpital Necker, service de M. Routier, salle Faucher, lit n° 6, le 22 février 1900, se plaignant d'une violente douleur dans le côté gauche.

Elle n'a jamais été malade.

Elle a eu trois grossesses à terme. Son dernier accouchement a eu lieu il y a quatre mois, sans le secours de personne; elle se levait deux jours après et le neuvième jour elle était dans un état si satisfaisant, qu'elle put aller laver du linge.

A la suite de cet accouchement, elle eut des hémorrhagies assez abondantes pendant six semaines, puis des pertes blanches pendant deux ou trois semaines.

Le début de la maladie actuelle remonte à huit jours. La malade étant au lavoir fut prise d'une douleur en coup de poignard dans le flanc gauche, douleur si forte qu'elle s'est évanouie.

Au moment de son entrée, les douleurs, quoique un peu diminuées, persistent surtout à la partie antérieure du flanc gauche. Le décubitus dorsal est absolument nécessaire.

A l'examen, on constate par la palpation qu'il existe une masse volumineuse et dure dans la région lombaire gauche, tumeur qui donne à la percussion, de la matité, seulement en arrière. Elle est à peu près immobile.

Pas de fièvre.

Au dire de la malade, depuis le début de sa maladie, les urines sont rares; elles furent pendant quelques jours rougeâtres et puis jaune clair.

M. Albarran pratique le cathétérisme de l'uretère gauche, facilement.

Analyse des urines :

	REIN GAUCHE (SONDE)	REIN DROIT (VESSIE)
Quantité	220 c. c.	80 c. c.
Couleur	Jaune clair.	Jaune ambré.
Aspect	Dépôt muqueux, presque clair.	Dépôt rose uratique.
Densité	1005.	1030.
Réaction	Acide.	Acide.
Urée	6 gr. 10 par litre.	27 gr. 70 par litre.
Chlorures	4 gr. 70 —	20 gr. 70 —
Acide phosphorique	0 gr. 53 —	2 gr. 70 —
Albumine	0 gr. 25 —	0 gr. 50 —

Une intervention est proposée et non acceptée par la malade, qui, se sentant très améliorée, quitte l'hôpital.

Obs. **38** (inédite). — **Albarran**. *Pyonéphrose calculeuse. Néphrolithotomie. Le cathétérisme démontre l'existence d'une pyonéphrose dont la cause siège dans le bassinet.*

Le nommé F..., 30 ans, jardinier, entre le 6 mars 1900, à l'hôpital Necker, salle Velpeau, lit n° 1.

Il ne présente rien de remarquable dans ses antécédents héréditaires.

Il eut dans sa première jeunesse une fluxion de poitrine.

A partir de l'âge de 10 ans, il souffrait de douleurs dans le flanc gauche, douleurs dont la durée était habituellement d'une demi-journée, parfois des semaines entières (17 jours en 1886). Les coliques intermittentes, de durée variable, augmentaient d'intensité au moindre excès de travail ou d'alcool.

Jusqu'à 19 ans, cet état persiste, mais à partir de 12 ans les douleurs sont plus violentes et la durée en est plus longue. L'état général est bon et les urines claires.

A 19 ans, le malade voit apparaître au cours d'une de ces coliques, une hématurie qui dure une journée. D'autres hématuries semblables surviennent, trois ou quatre fois en deux ans.

Pendant les trois ans de son service militaire à Tunis, il souffre presque constamment, mais les hématuries sont rares : une ou deux seulement.

Au mois d'août 1898, s'étant aperçu qu'il y avait une goutte de pus à l'orifice de son méat, au début des mictions et que les envies d'uriner étaient fréquentes, il crut avoir contracté la blennorrhagie et se fit des injections, suivies d'un écoulement, et prit du santal. A ce moment, les urines deviennent troubles et l'écoulement continu jusqu'au mois d'octobre 1899.

A l'hôpital Ricord, on le soigne pour une blennorrhagie et pour une cystite.

Au mois d'août 1899, à la suite d'une forte colique, il rend des calculs s'écrasant sous les doigts, et du sable blanchâtre, dans un mélange de sang, de pus et d'urine.

Quelques semaines après, une nouvelle débâcle calculeuse survient.

En décembre 1899, à l'hôpital Cochin, service de M. Schwartz, on fait le diagnostic de pyélonéphrite calculeuse phosphatique, et on lui propose une intervention que le malade refuse.

Au moment de son arrivée à Necker, les mictions sont fréquentes, toutes les heures nuit et jour, impérieuses et douloureuses, surtout à la fin.

L'urine est franchement purulente et dépose abondamment au fond du bocal.

Examen. — On constate que l'urèthre est sain ; il admet une sonde-bougie n° 24.

La vessie a une capacité de 280 gr.

Le rein droit est assez gros, très peu douloureux à la pression. Le rein gauche est normal ; la prostate est saine.

Le 14 mars, M. Albarran pratique le cathétérisme du rein droit ; *la sonde parcourt librement et facilement l'uretère et laisse couler quelques centim. cubes d'urine franchement purulente.*

Le malade est opéré une heure après.

M. Albarran par la voie lombaire découvre le rein qui est bosselé et augmenté de volume ; il l'incise et trouve trois poches purulentes qui se vidaient incomplètement par le bassinet ; ces poches contenaient trois calculs oxaliques, dont un assez gros.

La plaie est lavée avec une solution boriquée d'abord, et avec du nitrate d'argent ensuite, et laissée ouverte après avoir placé deux drains rénaux et un drain périrénal.

La sonde urétérale qui avait servi à faire le cathétérisme et à sentir l'uretère au cours de l'opération, est laissée en place.

Le 15, la température était de 38°,4 ; le soir, on défait le premier pansement et on fait un grand lavage de la plaie à l'eau oxygénée.

Le 16, la température était de 37°,6 et l'état général meilleur.

Le 21, le malade est en bon état ; il se nourrit et n'a plus eu de fièvre.

II. — Tuberculose rénale.

La tuberculose rénale se présente sous les aspects les plus divers, et ces différences tiennent à la variété des lésions, au volume du rein et à l'état général du malade.

Depuis la simple ulcération tuberculeuse du sommet d'une pyramide jusqu'à la transformation en pyonéphrose multiloculaire, on trouve tous les stades, mais on peut dire qu'en clinique d'une façon générale on observe surtout les trois cas suivants :

1° Simple augmentation du rein avec amaigrissement léger du malade et symptômes de néphrite ;

2° Lésion plus avancée sans hématurie ni pyurie ;

3° Lésion grave accompagnée d'hématurie ou de pyurie.

Par les antécédents du malade, par les caractères de la tumeur, volume, mode de développement; par les symptômes locaux, douleurs plus ou moins vives ; par les symptômes généraux (qui d'ailleurs n'existent pas toujours dans les tuberculoses au début), amaigrissement, perte de l'appétit, etc. ; par la constatation des lésions tuberculeuses qui coexistent souvent dans les autres organes, poumon, prostate, vésicules séminales, testicules, on est mis sur la voie du diagnostic.

Ce diagnostic est presque certain quand la lésion est très avancée et qu'elle présente pendant son évolution des caractères très nets ; il est probable quand avec des lésions peu nettes dans un autre organe il coexiste des hématuries ou des urines troubles ; il est tout à fait indécis et difficile quand on ne trouve pour tout symptôme qu'une tumeur rénale, sans que le malade présente ni hématurie ni pyurie très accentuée, mais seulement une urine légèrement trouble.

Voyons donc quels services le cathétérisme des uretères peut rendre dans l'examen des différents types cliniques qu'on peut rencontrer :

1° Il y a *simple augmentation du volume du rein avec amaigrissenemt léger du malade et symptômes de néphrite.*

Dans ce cas, le cathétérisme ne donne pas souvent de renseignements. Quelquefois cependant par l'analyse des urines on peut voir qu'il y a un rein qui sécrète moins que l'autre, qu'il y a une petite différence entre l'urine des deux reins ; parfois même dans celle du côté malade, dans l'hypothèse, bien entendu, de la localisation de la tuberculose à un seul rein, on trouve quelques rares bacilles de Koch à l'examen microscopique, ou bien encore l'inoculation de cette urine à l'animal est positive.

2° Il y a *lésion plus avancée sans hématurie ni pyurie.*

Dans ce deuxième cas, qui correspond à la tuberculose miliaire, le cathétérisme nous permet de savoir par l'analyse physiologiqne si les deux reins sont malades ; si l'un l'est plus que l'autre, si un seul est atteint.

C'est grâce à lui qu'on peut se rendre un compte exact et de la localisation et du degré des lésions.

3° Il y a *hématurie.*

Les hématuries dans la tuberculose rénale présentent différentes formes. Depuis l'hématurie microscopique, qui n'est révélée que par la présence, constatée au microscope, de globules rouges dans l'urine, jusqu'à l'hématurie très abondante qui se prolonge pendant des semaines et des mois, on rencontre tous les degrés. Suivant l'abondance du sang, l'urine présente une coloration plus ou moins rouge et on peut y trouver parfois des caillots qui reproduisent le moule de l'uretère.

Par la cystoscopie on reconnaît souvent l'origine du sang, on peut le voir sourdre par un orifice urétéral, mais, si l'on peut pratiquer le cathétérisme, celui-ci renseignera bien mieux encore sur le lieu d'origine.

Ce renseignement concernant l'hématurie peut donc être utile, mais surtout, ce qui est nécessaire, c'est de faire le cathétérisme dans l'intervalle des hématuries pour connaître l'état physiologique de l'organe ; le cathétérisme peut rendre alors les services dont nous avons parlé à propos du cas précédent et nous permettre de faire d'une façon certaine le diagnostic de tuberculose rénale, dans un cas par exemple où on hésiterait entre elle et la lithiase.

4° Il y a *pyurie.*

Dans l'évolution de la tuberculose rénale on trouve toujours à un certain moment du pus dans les urines, même quand il n'y a pas de rétention. Dans ce dernier cas, les urines sont simplement troubles. S'il y a rétention rénale, la pyonéphrose présente des caractères que nous avons étudiés en traitant des pyonéphroses en général, et nous avons vu combien le cathétérisme est utile pour faire connaître leur existence, leur nature et leur cause.

Nous devons cependant considérer d'une façon spéciale la nature du liquide dans les pyonéphroses tuberculeuses et pour cela voir ce que l'analyse de l'urine au point de vue clinique, histologique et bactériologique peut montrer de particulier.

L'examen chimique démontre la présence d'albumine ; la quantité d'albumine est d'ailleurs variable suivant les cas ; elle se trouve en grande partie être due à la présence de quelques globules blancs et surtout de globules rouges dans le liquide ; son dosage exact ne peut être obtenu qu'après filtration de l'urine.

Nous n'insisterons pas sur l'importance de la recherche de l'albumine dans les cas de tuberculose rénale. Nous avons vu dans un chapitre précédent l'utilité de sa recherche toutes les fois qu'on a l'intention de pratiquer une intervention, et cela est particulièrement important dans la tuberculose rénale, puisque l'opération idéale est la suppression d'un rein malade si le rein du côté opposé est absolument sain.

Dans l'urine du rein tuberculeux on trouve en outre une forte diminution d'urée et de phosphates ; les chlorures diminuent aussi, mais en quantité moindre.

L'examen histologique révèle la présence de pus, d'hématies, sur l'importance desquels nous venons d'insister à propos de la recherche de l'albumine, de cellules épithéliales et de cylindres hyalins ou granuleux.

L'examen bactériologique peut révéler la présence de bacilles de Koch en plus ou moins grande quantité. « Pour que la recherche du bacille réussisse, elle doit être faite sur des urines acides, c'est-à-dire qu'il est nécessaire de faire l'examen d'un échantillon fraîchement émis » (1).

Nous ne saurions passer ici sous silence l'importance des microbes dans une urine purulente. Depuis longtemps à Necker on insiste sur ce fait : qu'une urine purulente amicrobienne est presque sûrement une urine tuberculeuse ;

(1) ALBARRAN. *Traité de chirurgie*, t. VIII, Maladies du rein et de l'uretère.

c'est dans ce cas surtout qu'il peut être bon de faire une inoculation.

Quant aux diagnostics des complications d'une maladie concomitante, diagnostics de calcul secondaire, de lésions de l'orifice et du canal urétéral, ils se font en même temps que le diagnostic principal. Un hasard de cathétérisme peut démontrer par exemple l'existence d'un calcul, en faisant sentir un frottement.

Nous avons vu dans le chapitre précédent la façon de connaître l'état du rein soupçonné sain. Dans les cas de tuberculose, cette recherche est indispensable; pour que le diagnostic soit complet, il faut connaître exactement le pouvoir fonctionnel des deux glandes.

Il reste donc à dire, avant de terminer, quelles précautions on doit prendre pour le cathétérisme dans les cas spéciaux de tuberculose rénale. Ceci est d'une importance capitale, étant donnée la gravité de l'infection qui pourrait se produire si on faisait pénétrer des bacilles dans un rein sain.

M. Albarran (1) a établi la conduite à suivre d'une manière si nette que nous ne ferons que citer ses conclusions.

« Lorsqu'il s'agit de tuberculose rénale, on ne doit faire le cathétérisme urétéral du rein sain que si la vessie ne présente aucune lésion suspecte, et encore, pour éviter toute crainte d'inoculation, on devra laver largement la vessie et faire en outre le lavage du bassinet cathétérisé avec de l'eau boriquée d'abord et du nitrate d'argent ensuite. Si la vessie est tuberculeuse, ou même lorsqu'elle est saine, si l'urine du rein malade contient de nombreux bacilles, il vaudra mieux se borner à cathétériser l'uretère du côté

(1) ALBARRAN. *Traité de chirurgie*. Maladies du rein et de l'uretère.

malade et recueillir dans la vessie l'urine de l'autre rein; pour éviter le mélange de l'urine des deux reins dans la vessie, il faut placer une sonde qui remplisse bien l'uretère et s'assurer par des injections poussées par la sonde, en même temps qu'on regarde l'orifice urétéral avec le cystoscope, que le liquide injecté ne reflue pas dans la vessie le long des parois de la sonde. »

Cette dernière condition est difficilement remplie, presque toujours une petite partie d'urine s'écoule entre les parois de la sonde et celles de l'uretère, de sorte que la vessie contient, quoiqu'en quantité presque toujours négligeable, de l'urine du rein cathétérisé, ce qui peut constituer une cause d'erreur si des bacilles sont venus dans la vessie par cette voie, en faisant croire que le rein opposé, dont on recueille l'urine dans la vessie, est aussi tuberculeux. C'est pour éviter cette cause d'erreur que M. Albarran actuellement préfère cathétériser le rein sain, quand la vessie, bien entendu, n'est pas malade du tout. L'examen cystoscopique très attentif devra donc être pratiqué avant de faire le cathétérisme, car de cet examen découle le choix du côté à cathétériser.

De tout ce que nous venons de dire résulte qu'on aurait tort de vouloir par principe ne diagnostiquer une tuberculose rénale qu'au moyen du cathétérisme urétéral; toutes les autres méthodes cliniques d'exploration doivent être employées en même temps. Cependant il est des cas bien déterminés de tuberculose rénale certaine dans lesquels, alors même que les moyens ordinaires de diagnostic ne donnent aucun résultat, le cathétérisme urétéral fournit tous les renseignements nécessaires et sur le côté malade, et sur la valeur,et sur le rôle physiologique du rein opposé.

Par conséquent,permettant d'établir sur des bases solides le diagnostic de l'état de chacun des reins, il constitue le seul moyen qui offre assez de garanties au point de vue de la détermination d'une intervention plus ou moins radicale.

Obs. **39** (résumée). — **Casper** (1). *Tuberculose rénale droite et vésicale confirmée par le cathétérisme.*

Femme de 42 ans ; bonne santé habituelle.

Présente depuis six mois des phénomènes de cystite et douleurs dans le côté droit.

Amaigrissement ; douleurs intenses après la fatigue. Mictions fréquentes surtout le jour.

Examen. — Urine légèrement trouble et acide, D = 1018, et renfermant des globules de pus, quelques cellules épithéliales ; albumine en petite quantité ; bacilles de Koch.

La palpation ne donne pas de renseignements.

La *cystocopie fait découvrir des lésions vésicales* ; on ne trouve pas l'orifice urétéral droit ; l'urine qu'on voit sourdre de l'uretère gauche est claire.

En faisant le *cathétérisme de l'uretère gauche, on retire de l'urine normale. L'urine obtenue par le cathétérisme du rein droit plusieurs jours après est trouble*, purulente et contient de l'albumine ; on n'y trouve pas de bacilles ; un nouveau cathétérisme pratiqué deux jours après permet un *nouvel examen d'urine dans laquelle il y a des bacilles de Koch.*

Le diagnostic était donc : *tuberculose rénale droite ;* tuberculose circonscrite de la vessie.

On fit la néphrectomie et le rein droit fut trouvé couvert de granulations avec des foyers caséeux.

(1) *Monographie* (Obs. IV). Thèse Imbert (Obs. XXXIII, p. 135).

Obs. **40** (inédite). — **Albarran**. *Tuberculose rénale. Néphrectomie.*

M. H. M..., 45 ans, blond un peu vénitien.

Il eut, il y a trois ans, des douleurs dans la région lombaire gauche et des troubles gastriques sérieux.

Il y a deux ans des phénomènes de cystite apparurent ; les mictions étaient fréquentes et douloureuses.

En février 1899, tous ces symptômes s'exagèrent : les douleurs dans le rein gauche deviennent violentes et les mictions sont extrêmement fréquentes, aussi bien la nuit que le jour, et très douloureuses.

Le 12 septembre, le malade, très affaibli, consulte M. Albarran.

A l'examen on trouve :

Le rein gauche douloureux à la pression et augmenté de volume ; il dépasse les fausses côtes.

L'uretère est un peu douloureux à la pression abdominale.

L'urèthre est sain.

La vessie présente une capacité de 100 grammes.

Les urines sont troubles.

Le prostate, les vésicules séminales et les testicules sont sains.

Le cystoscope fait voir la muqueuse vésicale qui est rouge, mais non ulcérée.

Cathétérisme de l'uretère droit.

Analyse des urines, pratiquée par M. Léon Bernard.

REIN GAUCHE (VESSIE)	REIN DROIT (SONDE)
Urine jaune, louche.	Urine rouge hémorrhagique.
Urine de la première heure.	
Globules rouges.	Sang très abondant.
Globules blancs.	Éléments épithéliaux comme ceux de l'autre rein.
Quelques rares cellules du bassinet.	

Urine de la deuxième heure.

Globules rouges moins abondants.		Éléments épithéliaux très rares
Globules blancs aussi abondants.		Sang.
Eléments épithéliaux plus abondants.		
Bacilles de Koch.		Pas de microbes.
Pas d'autres microbes.		
Urée..........	2 gr. 7 par litre.	21 gr. 43 par litre.
Chlorures......	5 gr. 5 —	12 gr. 3 —
Albumine......	6 grammes —	1 gramme —
Sucre.........	0.	0.

Néphrectomie lombaire le 21 septembre 1899. Il y a de fortes adhérences, l'opération est très difficile, le pédicule qui est énorme est lié à la soie.

Il est impossible de voir l'uretère dans la masse scléro-graisseuse.

On laisse tout ouvert sans aucune suture. Le jour même de l'opération, les urines sont plus claires, les mictions peu douloureuses.

Deux jours après, les urines sont limpides; il urine sans douleur.

La plaie se comble lentement, le malade sort de la maison de santé le 28 octobre ayant une fistule rénale ; l'état général est bon.

Le 15 janvier 1900, M. Albarran fait un curettage des trajets fistuleux et pratique l'ablation des fils.

Au mois de mars, la plaie est réunie, les urines sont claires et il a engraissé de 15 kilogrammes.

Obs. **41** (inédite). — **Albarran.** *Tuberculose rénale droite. Néphrectomie.*

Mme T...

Malade depuis décembre 1889. A la suite d'une grippe, elle éprouve des douleurs de reins intolérables qui l'obligent à garder le lit pendant plusieurs semaines; au commencement de la convalescence, elle est prise d'extinction de voix et de toux.

En 1890 et en 1891, la malade continue à se sentir très fatiguée et à deux reprises différentes elle a des crises de coliques avec vomissements; dans la dernière crise (21 février), les urines étaient sanguinolentes et la malade avait de la fièvre. La douleur du côté gauche était très vive et les mictions douloureuses. L'urine contenait de l'albumine.

En 1892, la faiblesse augmente et au commencement de l'année 1893 on s'aperçoit que les urines contiennent du pus ; au mois de février, elle se met au lit pour ne se lever qu'au mois de mai 1894. Pendant ce temps, la malade présente des troubles gastriques, une faiblesse extrême et elle maigrit beaucoup.

De 1895 à 1897, il y eut des alternatives de mieux et de plus mal ; les accès de fièvre étaient fréquents et la température arrivait à plus de 33 degrés.

Au mois de juin 1897, M. Albarran voit la malade, qui est très amaigrie et qui a constamment de la fièvre : 38 à 39°.

A l'examen, le rein gauche est peu augmenté de volume, mais très douloureux à la pression.

L'uretère est douloureux à la pression à son entrée dans le bassin ; il n'est pas senti par le vagin.

L'examen d'urine globale est fait par M. le Dr Motz le 28 juin 1897. — Aspect louche avec dépôt peu abondant. Réaction, acide.

Examen histologique :

1° Nombreux leucocytes.

2° Très nombreuses hématies.

3° Cellules d'épithélium vulvo-vaginal.

Examen bactériologique. — Très nombreux microorganismes en amas.

Pas de bacilles de Koch.

Le 1er juillet, *cathétérisme du rein droit.*

Le lendemain, l'entourage de la malade ayant par erreur jeté l'urine du rein gauche, l'analyse des urines comprend celui de l'urine du rein droit et celui de l'urine totale.

	URINE TOTALE	REIN DROIT (SONDE)
Quantité	72 c.c.	45 c.c.
Densité	1019	1017.
Réaction	acide.	acide.

Urée................	15 gr. 30	11 gr. 10.
Chlorures..............	10 gr. 60	7 gr. 70.
Acide phosphorique....	3 gr.	1 gr. 30.

De cette analyse résulte que le rein gauche ne contribue pour ainsi dire pas à l'élimination totale.

Le 8 juillet 1897, néphrotomie qui produit une amélioration ; les accès de fièvre cependant persistent.

Au mois d'avril 1898, néphrectomie secondaire suivie de guérison.

Au mois d'octobre 1898, la malade est méconnaissable, elle est grasse, mange bien, dort bien et n'éprouve plus ni fatigue ni douleurs.

Obs. **42** (inédite). — **Albarran**. *Tuberculose rénale droite. Néphrectomie.*

Mme X..., 36 ans.

Antécédents de tuberculose pulmonaire ; actuellement il existe un petit noyau d'induration au sommet du poumon droit.

Elle souffre depuis deux ans de douleurs vives, survenant par crises, dans le flanc droit.

Pas d'hématurie.

Depuis un an, ses mictions sont fréquentes et douloureuses, et les urines sont troubles. Les douleurs rénales sont devenues continues. La malade est amaigrie.

A l'examen, on constate par le double palper que le rein droit est augmenté de volume ; il dépasse de quatre doigts les fausses côtes ; il est douloureux au palper.

Le 9 novembre, M. Albarran pratique l'examen cystoscopique :

La vessie est un peu rouge, sans lésion nette de tuberculose.

Il pratique le cathétérisme du rein gauche.

Analyse des urines, par M. Léon Bernard.

	REIN DROIT (VESSIE)	REIN GAUCHE (SONDE)
	—	—
Couleur...........	Jaune louche.	Rouge hémorrhagique.
Densité...........		1017.
Quantité...........	58 c.c.	54 c.c.

Après centrifugation.

Couleur..........	Jaune pâle.	Jaune.
Aspect...........	Louche.	Clair.
Réaction..........	Alcaline.	Faiblement acide.
Urée.............	1 gr. 92 p. lit.	17 gr. 93 par litre.
Albumine.........	Nuage.	Nuage.

Examen microscopique.

Globules blancs et rouges. Cellules du bassinet. — de la vessie, abondantes. Colibacille abondant. Bacilles de Koch, rares mais incontestables.	Sang. Cellules du bassinet le plus souvent en amas comme dans les desquamations épithéliales. Pas de microbes.

Néphrectomie en novembre 1899. On constate avec de la périnéphrite un gros rein avec plusieurs foyers caséeux et quelques granulations miliaires.

Obs. **43**. — **Albarran** (1). *Tuberculose du rein droit. Néphrectomie.*

Mme H..., 23 ans, mariée depuis vingt-huit mois ; pas d'enfant.

Antécédents héréditaires.— Pas de tuberculeux dans la famille. Son frère, très obèse, a une fistule à l'anus.

Antécédents personnels. — Étant enfant, la malade a eu des troubles de la miction. Elle urinait difficilement. Au pensionnat, ses camarades avaient remarqué qu'elle restait longtemps au cabinet et, suivant son expression : ça ne pouvait pas venir. Il y a deux ans, ces troubles augmentèrent. En urinant, la malade sentit des douleurs. Elle urinait plusieurs fois dans la journée et se relevait trois par nuit. En même temps, elle ressentait des douleurs dans la fosse iliaque droite. Elle fut soignée, à ce moment, pour une uréthro-salpingite.

(1) Thèse Bezaguet. Obs. I, p. 55.

Au bout de quelque temps, ces troubles s'amendèrent et pendant six mois la malade ne se ressentit de rien. A cette époque, les urines devinrent troubles, les mictions fréquentes et douloureuses.

L'état général était mauvais, et la malade maigrissait de jour en jour. M. Guyon conseille les lavages vésicaux au nitrate d'argent.

Quelque temps après, M. le docteur Berton, de Triel, trouva des bacilles tuberculeux dans les urines.

M. Guyon prescrit les instillations de sublimé et pense à une cystite.

En janvier 1898, l'état général était devenu très mauvais, l'amaigrissement était très marqué ; les douleurs de plus en plus grandes.

M. Guyon reçoit la malade et constate que le rein droit est augmenté de volume, douloureux à la pression.

L'examen des urines révèle à nouveau la présence du bacille de Koch.

Pour la première fois la malade a, à cette époque, plusieurs hématuries, dont une assez violente. M. Guyon pose le diagnostic de tuberculose du rein droit.

Le 10 mars, M. Albarran pratique le cathétérisme de l'uretère gauche et laisse la sonde à demeure pendant vingt-quatre heures.

Les urines globales et celle de la sonde sont examinées dans le laboratoire de chimie de M. le professeur Guyon, à l'hôpital Necker.

	URINE DES DEUX REINS	URINE DU REIN GAUCHE
	—	—
Quantité	850 cmc.	425 c. c.
Couleur	brun rougeâtre.	jaune-brun.
Aspect	trouble.	légèrement trouble.
Densité	1009.	1007.
Dépôt	assez abondant. nombreux leucocytes, hématies.	peu abondant ; hématies peu nombreuses.
Réaction	acide.	Acide.
Urée	9 gr. par litre.	9 gr. 60 par litre.

Chlorures.........	9 gr.40 par litre.	2 gr. 70 par litre.
Acide urique......	0 gr.11 —	0 gr. 12 —
Acide phosphorique.	0 gr.95 —	1 gr. 10 —
Sucre	0	0
Albumine.........	2 gr.— —	1 gr. — —

Le rein gauche cathétérisé était à peu près le seul qui fonctionnait et, par conséquent, on pouvait enlever le rein droit devenu inutile.

Le 15 mars 1898, néphrectomie lombaire.

L'uretère est réséqué en partie. Il est gros, manifestement altéré. Son extrémité est touchée au thermo-cautère.

Guérison en trois semaines.

La malade revient chez elle en parfaite santé, le 10 avril 1898. La plaie est complètement fermée.

Quelques jours après, au grand effroi de la malade, elle rend à deux reprises des caillots de sang, en longs filaments, provenant évidemment de l'uretère droit. Le Dr Berton appelé, rassura la malade qui depuis ne s'est plus ressentie de rien.

Les urines sont très claires, la malade ne se ressent plus de rien et se trouve transformée.

En juillet 1898, la malade est tout à fait bien. Elle a augmenté de poids, elle est gaie et a pu reprendre ses occupations; pour tous ceux qui l'ont vue il y a six mois, c'est une véritable résurrection.

Obs. 44. — **Albarran** (1). *Tuberculose rénale gauche. Néphrectomie.*

Malade, âgé de 34 ans, sans aucun antécédent héréditaire, avait comme antécédents personnels, une pleurésie purulente, pour laquelle on pratiqua, il y a huit ans, l'empyème, et une chaude-pisse, il y a une dizaine d'années. Sans cause apparente, il commença à souffrir en urinant, il y a quatre mois; les mictions devinrent fréquentes, douloureuses et l'urine trouble ; depuis six semaines,

(1) *Bulletin de la Société de Chirurgie*, 11 octobre 1899.

les symptômes se sont aggravés et le malade souffre beaucoup de sa vessie. Il avait été soigné avec le diagnostic de cystite, par des lavages de la vessie et des instillations au nitrate d'argent. Je l'examinai il y a quelques jours et je trouvai :

Urèthre normal. *Vessie :* douloureuse au contact, ne recevant au maximum que de 100 à 120 grammes de liquide. Mictions se répétant toutes les heures, douloureuses.

Uretères : non sensibles à la pression.

Reins : pas de sensibilité à la pression, pas d'augmentation de volume ; le rein droit un peu abaissé. Le malade n'a jamais éprouvé aucune douleur du côté des reins.

Urine : très trouble, purulente, avec quelques fausses membranes. Pas de sang dans les urines, jamais le malade n'a eu d'hématurie.

A l'examen bactériologique, les urines contiennent des bacilles de Koch.

Testicules, prostate, sains.

État général : amaigrissement depuis quelques mois ; à plusieurs reprises, fièvre durant quelques jours. — Pas de lésions pulmonaires.

Par l'examen cystoscopique, je constatai que la vessie était enflammée et rouge, paraissant un peu plus tomenteuse au niveau de l'orifice urétéral gauche. Je pratiquai le cathétérisme urétéral à gauche et l'analyse comparative des deux urines donna :

	REIN GAUCHE (SONDE)	REIN DROIT (VESSIE)
	Urine très purulente, mêmes éléments épithéliaux. Diplocoques, coli-bacille, bacilles de Koch probablement.	Urine jaune clair, contenant quelques cellules épithéliales du bassinet et pas de microbes.
Densité	1006.	1033.
Urée	6 grammes.	17 grammes.
Chlorures	5 gr. 1.	6 gr. 2.
Albumine	1	0 gr.
Sucre	Pas.	Pas.

Me basant sur les caractères comparés de l'urine des deux reins, je proposai la néphrectomie, que je pratiquai le 10 octobre, avec l'assistance de notre interne, de M. Périer et du docteur Leroux. J'enlevai rapidement le rein que voici, complètement caché sous les côtes gauches. En examinant ce rein, vous voyez que ses trois quarts inférieurs présentent l'apparence extérieure d'un organe sain ; même à la coupe pratiquée sur le bord convexe, l'organe paraît sain dans toute cette étendue, et il faut regarder très attentivement pour voir à la base d'une pyramide un petit tubercule miliaire. Le quart supérieur du rein présente un tuberculome arrondi, gros comme une châtaigne.

En présence de ce rein, on aurait pu se demander si la limitation des lésions ne justifiait pas une néphrectomie partielle. Je ne pratique pas cette opération dans la tuberculose rénale et, dans le cas particulier, je n'aurais pu y songer parce que l'analyse de l'urine du rein malade me montrait l'existence de lésions avancées de néphrite. Bien m'en prit, parce que sur les coupes transversales du rein on voyait dans son extrémité inférieure une cavernule avec un calcul secondaire. J'ajoute que j'ai enlevé une grande partie de l'uretère (12 centimètres) ; ce conduit paraît très enflammé, mais ne présente pas de lésions tuberculeuses évidentes. Ce malade a été opéré, hier matin, avec 40° de température axillaire ; hier soir, il avait 38°,6 et, ce matin, 36°,9. Les urines, hier, dans la journée étaient beaucoup plus claires qu'avant l'opération ; ce matin, elles sont presque complètement limpides ; leur quantité dans les premières vingt-quatre heures est de 1,200 gr. Tout me permet de penser que ce malade guérira rapidement.

Obs. **45** (inédite). — **Albarran**. *Tuberculose rénale gauche. Néphrectomie.*

La nommée Louise B..., femme L..., âgée de 30 ans, ménagère, entre à l'hôpital Necker, salle Laugier, lit n° 6, le 31 mai 1898.

Antécédents personnels. — Déjà au dernier mois d'une grossesse, en 1898, la malade remarqua des douleurs un peu vives en urinant avec une fréquence de 15 à 20 fois par jour et de 10 à 12 fois la nuit. Déjà, à cette époque, il y eut quelques hématuries légères avec quelques caillots dans les urines ; ces phénomènes ne furent nullement modifiés par l'accouchement. Depuis un mois, les douleurs sont devenues plus vives, la fréquence plus grande, l'état général plus mauvais et la malade, qui jusque-là était soignée à la consultation, fut obligée de rentrer salle Laugier. Depuis un mois, elle souffre des reins et surtout du côté gauche.

Actuellement la malade se plaint de douleurs spontanées assez vives au niveau du bas-ventre. Ces douleurs sont exagérées par la fatigue ; c'est surtout au moment de la miction qu'elles sont vives ; la miction est un peu sensible au début, et surtout plus douloureuse à la fin. Les mictions se font toutes les heures. Les hématuries se montrent vers la fin de la miction avec les dernières gouttes d'urine. La malade n'a jamais eu de grande hématurie.

La *vessie* est douloureuse par la pression abdominale ; par le toucher vaginal elle est plus sensible encore : vive douleur au passage du col par la sonde et au contact du fond par l'extrémité de l'instrument. A la distension on arrive à peine à injecter 60 grammes.

L'*urine* retirée par la sonde est trouble, surtout à la fin. Les uretères paraissent douloureux des deux côtés par le palper abdominal, davantage cependant du côté gauche. De ce côté d'ailleurs, par le toucher vaginal, on sent dans le cul-de-sac gauche un cordon dur, douloureux, tendu obliquement en bas et en dedans.

Reins : à droite, on sent nettement la pointe du rein qui déborde de deux travers de doigt environ le rebord costal. Il est peu douloureux et ne paraît pas augmenté de volume. Il ballotte franchement et rentre facilement dans sa loge.

A gauche : la défense des muscles est violente, la douleur vive, ou délimite mal une tuméfaction profonde, donnant plutôt la sensation d'empâtement d'une tumeur, cette tumeur ballotte mal et ne déborde que très peu le rebord costal.

Les urines sont troubles, avec dépôt plus ou moins abondant suivant les jours, très souvent un peu hématuriques.

L'examen des autres organes ne révéla aucun signe de bacillose ; amaigrissement notable.

7 avril. *Examen des urines* : nombreux bacilles de Koch.

14 juin ; au cystoscope, on trouve au niveau de l'uretère gauche une ulcération assez grande recouverte de productions verruqueuses. Ces mêmes verrucosités se prolongent en arrière de l'uretère de moins en moins volumineuses. Le reste de la muqueuse vésicale est semé de petites taches ecchymotiques, mais on ne trouve pas d'autres ulcérations.

Le 8 juillet le cystoscope permet de constater des lésions de cystite assez diffuse. Une sonde est placée dans l'uretère gauche et fixée.

Examen des urines.

	REIN GAUCHE (SONDE)	BOCAL REIN DROIT (VESSIE)
	—	—
Aspect	Trouble.	Clair
Couleur	Rouge jaunâtre.	»
Odeur	Forte.	»
Réaction	Légèrement acide.	acide
Densité	1012.	1,015
Quantité	190 c.c.	850 c.c.
	Par litre.	Par litre.
	—	—
Urée	10,80 gr.	19,50 gr.
Chlorures	8,50 »	10,50 »
Acide phosphorique	0,90 »	1,45 »
Albumine	2,50 »	0,80 »

Le 27. Néphrectomie.

La malade quitte le service le 4 novembre, bien portante. La plaie est en bonne voie de guérison.

Obs. **46** (inédite). — **Albarran.** *Tuberculose rénale droite. Néphrotomie, puis néphrectomie.*

La nommée Augustine H..., âgée de 33 ans, employée de commerce entre à l'hôpital Necker, salle Laugier, lit n° 1, le 14 mars 1898.

Antécédents personnels. — Depuis sa première enfance, la malade était sujette à des incontinences nocturnes. Dans la journée, elle retenait l'urine, mais à la moindre envie, il lui fallait satisfaire son besoin, sous peine d'uriner aussitôt sous elle. Le rire, la toux, provoquaient une chasse d'urine. Depuis quatorze ans, elle n'urine plus au lit, mais le rire et la toux jusqu'à l'année dernière étaient accompagnés d'émission d'urine.

La malade se souvient qu'après avoir eu sa fièvre typhoïde elle se mit à tousser, mais elle guérit. Plusieurs fois dans la suite elle a encore des périodes suspectes au point de vue pulmonaire.

A l'âge de 21 ans, la malade, faisant une chute dans un escalier, fit un violent effort des reins pour rattraper son équilibre. A la suite, douleur violente dans le flanc droit, douleur localisée, augmentée par tout mouvement, par la respiration. Au bout de huit jours, la douleur envahit les lombes ; la moindre secousse est toujours douloureusement ressentie, les douleurs deviennent peu à peu lancinantes, continues.

La malade, soignée pendant un an, en ville, finit par entrer à l'hôpital.

La malade entra à Beaujon pour un gros abcès apparu à la racine de la cuisse, douloureux, fluctuant. M. Labbé ouvre et fait le curettage de cet abcès par congestion. A gauche apparaît un second abcès dont l'origine est difficile à élucider, on le ponctionne. Après sept mois de séjour, la malade sort de Beaujon, ses abcès étant cicatrisés, mais les douleurs de la colonne vertébrale continuent avec les mêmes caractères d'acuité.

A partir de la chute que la malade fit dans un escalier, elle remarqua que dans ses urines, d'une couleur jaune clair, nageait comme une masse floconneuse qui avec le temps augmenta toujours d'épaisseur. La malade ne souffrait pas en urinant, cependant par moments elle souffrait de sa vessie, surtout dans la position assise.

En 1894, les urines deviennent plus troubles, la fréquence est de trente mictions par jour, trois ou quatre fois la nuit. En même temps, douleur pour uriner et douleur accompagnant l'expulsion des dernières gouttes. Les urines laissent à ce moment, au fond du vase, un dépôt épais, purulent, un quart dela totalité du liquide. Avant d'avoir les urines purulentes franches, la malade a uriné pendant un ou deux mois des matières glaireuses, gélatineuses. Cet état reste stationnaire, avec des rémissions et des reprises pendant trois ans.

En novembre 1897, la malade consulte M. le professeur Guyon. Elle vient à la consultation de Necker, parcequ'elle trouve depuis quelque temps des sables dans ses urines et quelle a uriné pendant trois ou quatre jours une matière qu'elle compare à du mastic. Jamais d'hématurie.

Actuellement, la malade urine huit à dix fois par jour, peu la nuit; elle est obligée de faire un effort pour arriver à uriner.

Il y a quatre mois, lorsqu'elle vint à la consultation, M. Guyon trouva le rein droit un peu long, mais peu sensible à la pression; une tumeur uréthro-vaginale; la paroi inférieure de l'urèthre congestionnée; l'utérus en rétroversion. L'appareil respiratoire semble sain à l'aucultation.

Le 18 mars, *examen*, par M. Albarran — *Rein droit :* Déplacé, l'extrémité supérieure peut être sentie sous le rebord des fausses côtes, extrémité inférieure à un travers de doigt au-dessous de l'ombilic. — Bord externe affleure une ligne menée par l'E. I. A. S. Bord interne à deux doigts de la ligne médiane.

Le rein droit suit un peu les mouvements du diaphragme, il est facilement senti par le ballottement.

La malade étant assise, le rein s'abaisse, mais peu; il est nécessaire de le comprimer assez fort entre les deux mains pour provoquer de la douleur.

Cystoscopie : muqueuse vésicale normale. — L'orifice de l'uretère droit se trouve sur une petite éminence rouge. Le cathétérisme, même avec un mandrin fin, ne pénètre qu'à un demi-centim. dans l'uretère. Là il est arrêté d'une façon absolue.

M. Albarran cathétérise alors l'uretère gauche, l'urine recueillie est absolument limpide ; on fixe une sonde à demeure, n° 7.

L'urine recueillie par la sonde urétérale est teintée de sang, mais n'a aucun dépôt, il y en a 750 gr. L'urine vésicale, c'est-à-dire du rein droit, est peu abondante (250 gr.), très hémorrhagique et trouble.

21 mars. La sonde, placée le 18, a commencé à être très douloureuse. Le 19, au soir les douleurs existent, de telle façon que la sonde urétérale a été enlevée le 20 dans la soirée. Dès le 20, au matin, la sonde ne donnait presque plus d'urine (50 gr.), des lavages ne débouchant pas la sonde.

Examen des urines.

		REIN DROIT (VESSIE)	REIN GAUCHE (SONDE)
		—	—
Quantité		315cc	1080
Aspect		Lég. trouble	Lég. trouble
Couleur		Rouge	Rougeâtre
Réaction		Alcaline	Alcaline
Densité		1012	1014
Urée	(24 heures)	2.40 gr.	11.10 gr.
Chlorures	—	2.90 »	10. »
Acide phosphorique	—	0.21 »	0.92 »
Albumine	—	1.42 »	1.30 »
		Dépôt abondant. Urines très rouges. Très nombreuses hématies.	Dépôt insignifiant. Urine rougeâtre. Rares hématies.

Nota. — La quantité d'albumine doit être due sans doute au sang contenu dans l'urine.

5 avril. Depuis une huitaine de jours la malade fait de la fièvre à grandes oscillations atteignant le soir près de 40°. Elle urine très peu et sue beaucoup.

Le rein droit forme actuellement une poche énorme, fluctuante, sensible à la palpation ; à la percussion, la matité n'est pas nette à cause d'interposition d'anses intestinales. Cette poche s'étend du flanc à l'ombilic et à deux travers de main sous le bord du foie.

Les urines sont tantôt claires, tantôt purulentes.

Elle urine en moyenne 500 gr. par jour.

Le 18. *Nouvel examen* de M. Albarran. — Le toucher vaginal dénote un uretère droit volumineux, peu douloureux, semblable à une corde tendue dans le cul-de-sac droit. La tumeur lombaire droite est volumineuse, cachée en haut sous le rebord des fausses côtes et descendant en bas jusque vers l'épine iliaque antéro-supérieure. Son extrémité supérieure peut être perçue sous le rebord des fausses côtes. Le rein semble avoir diminué depuis quelques jours et cette diminution coïncide avec une évacuation continue de pus et un abaissement de la température qui reste cependant supérieure à la normale.

Le 20. Néphrotomie. La poche rénale est largement ouverte et drainée par deux gros drains. Il persiste une fistule, pour laquelle on pratique, le 15 juillet, une néphrectomie secondaire.

Le 22 décembre, la malade quitte l'hôpital complètement guérie.

Obs. **47** (inédite). — **Albarran.** *Tuberculose rénale gauche. Néphrectomie.*

La nommée Louise L..., âgée de 30 ans, modiste, entre à l'hôpital Necker, salle Laugier, lit n° 13, le 8 avril 1898.

La malade remarque un matin que ses urines étaient sanglantes; deux heures après, ayant éprouvé le besoin d'uriner, l'hématurie se reproduit plus abondante, pour se répéter toutes les deux ou trois heures pendant deux jours. La malade a remarqué que ses premières hématuries étaient terminales; dans la suite elles sont devenues totales.

Ces hématuries, qui ont duré deux jours, sont survenues sans douleur, sans être provoquées ni par le mouvement, ni par la marche ou la course en voiture. La malade n'avait jamais rien ressenti du côté de la vessie, aucun symptôme qui puisse faire penser à l'existence de coliques néphrétiques. — Jamais de gravier ni de sable dans les urines. — Quelquefois, à la suite de fatigues, la malade éprouve une douleur vive au niveau de la région lombaire, mais la douleur ne dure que cinq ou dix minutes.

Depuis cette première crise hématurique, la malade a toujours été bien portante.

Il y a trois jours (6 avril), la malade est prise brusquement, le matin, d'une hématurie, présentant les mêmes caractères que la première fois, terminale d'abord, totale ensuite, survenant sans douleur et sans être influencée par aucun écart de régime ni par la marche ou la course.

Dans l'après-midi, la malade prend une voiture pour aller consulter un médecin, et c'est en rentrant chez elle qu'elle a été prise de douleurs très intenses, localisées dans la région lombaire gauche, s'irradiant du côté de la vessie et qui ont continué depuis. Ces douleurs surviennent par crises et la malade a remarqué que quand elle a uriné une certaine quantité de sang et de caillots, les douleurs se calment un peu.

La malade n'a vomi qu'une seule fois, le 8 au matin.

Le 9, la malade se trouve très fatiguée, les douleurs continuent avec la même intensité.

Urines rouge foncé avec caillots abondants.

Parmi ces caillots, il y a quelques-uns longs de 3 à 4 centim., rubannés. Quantité, 1,200 c. c. en vingt-quatre heures. La malade urine toutes les heures. L'hématurie est totale.

Examen, par M. Genouville. — *Rein gauche* un peu augmenté de volume, et très douloureux. *Rein droit* abaissé, pas augmenté de volume, pas douloureux. Rien au toucher vaginal.

La malade reste au repos.

Le 10, même état. Urines rouges très foncées, caillots abondants. Quantité, 1,150 c. c. Douleurs toujours très intenses. Température 38°,2 le matin, 39°,4 le soir.

Le 11, la malade est très abattue ; à onze heures du matin elle a un fort frisson suivi de coliques néphrétiques avec vomissements abondants. La température monte de 38°,6 à 40°,5. La malade urine 1,700 c. c. en vingt-quatre heures. Urines toujours très sanglantes, avec caillots abondants.

Le 12, les douleurs sont un peu moins fortes, les urines un peu moins foncées ; quantité, 1,500 c. c. en vingt-quatre heures ; rein gauche, peu douloureux, diminué de volume.

Dans la journée, de onze heures à six heures, la malade reste en état d'anurie. A cinq heures, la malade est sondée par M. Motz, qui ne retire que quelques gouttes d'urine claire ; le rein gauche est augmenté de volume et très douloureux. A six heures, la malade recommence à uriner, ses urines sont très sanglantes. Les vomissements ont continué toute la journée.

Le 13, la malade se trouve mieux, les douleurs se sont beaucoup calmées, les vomissements ont cessé. Rein gauche un peu gros et douloureux, mais moins que la veille à cinq heures. Urines très foncées, 600 grammes.

Le 14, les douleurs ont beaucoup diminué. Urines toujours sanglantes, moins foncées que la veille. Quantité, un litre. Les caillots sont moins abondants. Rein gauche moins volumineux et moins douloureux.

Le 15, matin. Depuis sept heures, la malade n'a pas uriné. Au moindre mouvement, elle souffre du côté gauche. Le rein gauche est plus volumineux que la veille et plus douloureux au palper. Quantité, 1,125 gr., caillots peu abondants.

Le 16, la malade ressent un endolorissement général de l'abdomen, mais pas de douleur localisée. Urines peu foncées, quantité, 3,750 gr. ; a bu 5 litres de liquide, lait, bouillon, eau de Vichy, etc. ; caillots peu abondants.

Le 17. Urines toujours sanglantes : 3,500 grammes.

Le 18, la malade urine 150 grammes d'urine claire. Elle souffre du côté gauche. Rein gauche un peu augmenté de volume et très douloureux. A dix heures l'hématurie recommence, la crise douloureuse cesse.

Examen, par M. Albarran. — *Rein droit* abaissé. A travers la paroi abdominale, très mince, on sent que sa surface est lobulée. *Rein gauche* un peu abaissé et un peu volumineux, sensible au palper. On obtient la même sensation de lobulisation que pour le rein droit.

Cystoscopie par M. Albarran. — Muqueuse vésicale normale ; sur la paroi postérieure de la vessie, on voit un gros caillot sanguin qui ressemble à une tumeur. L'uretère droit, qn'on trouve facilement, se présente sous la forme d'une fente rosée. L'uretère gauche est plus difficile à trouver, on aperçoit un tout petit filet sanguin qui sort par son orifice. En pressant sur le rein et sur le trajet de l'uretère, on fait sortir un gros caillot sanguin par l'orifice urétéral. Urines beaucoup moins sanglantes. Quantité, 3,500 centim. cubes.

Le 19. Cathétérisme urétéral par M. Albarran.

Sonde urétérale à demeure pendant vingt-quatre heures.

Le rein malade (gauche) continue à saigner jusqu'au lendemain à six heures du matin ; à partir de ce moment, les urines sont devenues claires. Il y a eu quelques filets sanglants dans l'urine, s'écoulant par la sonde urétérale du côté sain. La sonde urétérale à demeure pendant vingt-quatre heures, a été bien supportée, pas de douleurs, pas de fièvre.

Le 20. On enlève la sonde à midi, journée bonne ; la malade ne souffre nullement de son rein malade.

Le 21. Même état, urines toujours un peu troubles, léger dépôt ; quantité 1,200 grammes.

Examen histologique et bactériologique des urines :

REIN GAUCHE (VESSIE)	REIN DROIT (SONDE)
Très nombreuses hématies, rares leucocytes. Pas de microbes.	Quelques rares hématies.

Examen chimique.

Aspect	Sanglante.		Non sanglante.	
Quantité	1,650 c.c.		1100 c.c.	
Densité	1010		—	
	Par litre	En 24 h.	Par litre	En 24 h.
Urée	8,35	13,38	13,50	14,70
Chlorures	6,40	9,60	8,70	9,60
Acide phosphorique	0,70	1,16	1,20	1,40
Albumine	1,	1,65	0,20	0,22

Le 25, néphrectomie par M. Albarran.

L'examen chimique des urines, fait trois jours de suite après l'opération, donne les résultats suivants :

Aspect...........	Légèrement trouble, dépôt floconneux léger, peu abondant
Couleur...........	Normale.
Odeur............	Normale.
Réaction	Acide.
Densité...........	1,023.
Quantité..........	750 c.c. en 24 heures.

	Par litre	En 24 h.
	—	—
Urée..............	26,60 gr.	20, gr.
Acide urique.......	0,47 »	0,29 »
Chlorures.........	7, »	5,25 »
Acide phosphorique.	4,80 »	3,60 »
Albumine..........	Traces.	Traces.
Glucose...........	Pas.	Pas.
Pigments biliaires...	Pas.	Pas.

Le 28, 2e *examen*.

Aspect..............	Légèrement trouble, dépôt plus abondant que le 27, renferme de volumineux cristaux d'acide urique.
Couleur.............	Normale.
Odeur...............	Normale.
Réaction............	Acide.
Densité.............	1,027.
Quantité en 24 heures.	500 c.c.

	Par litre	En 24 h.
	—	—
Urée................	44,80 gr.	22,40 gr.
Acide urique.........	0,78 »	0,39 »
Chlorures...........	5,60 »	2,80 »
Acide phosphorique...	5,60 »	2,80 »
Albumine...........	Traces à peine sensibles.	
Glucose............	Pas.	
Pigments biliaires....	Pas.	

Le 29, 3e *examen.*

Aspect..............	Légèrement trouble, dépôt, mêmes caractères que dans la précédente analyse.	
Couleur.............	Normale.	
Odeur...............	Normale.	
Quantité en 24 heures.	500 c.c.	
	Par litre	En 24 h.
Urée................	43,60	21,80
Acide urique.........	0,75	0,37
Chlorures............	6,20	3,10
Acide phosphorique...	5,	2,50
Albumine............	Traces à peine sensibles.	
Glucose.............	Pas.	
Pigments biliaires.....	Pas.	

Le 18 juin, la malade quitte l'hôpital.

Bon état général, mais il persiste toujours une fistule opératoire dans la région lombaire.

Obs. **48** (inédite). — **Albarran**. *Tuberculose rénale gauche. Néphrectomie.*

La nommée Emilie P..., âgée de 36 ans, lingère, entre à l'hôpital Necker, salle Laugier, lit n° 13, le 23 juin 1898.

L'affection actuelle a débuté il y a six mois, les premiers symptômes remarqués par la malade ont été des sensations de brûlure et de douleur dans le bas-ventre à l'occasion des mictions et particulièrement à la fin. La malade s'est fait soigner en ville par un médecin qui l'a traitée au moyen d'une médication interne sur laquelle la malade ne peut donner aucun renseignement.

A deux reprises différentes, la malade a eu, pendant l'hiver, une crise de douleurs intenses qu'elle localise dans la fosse iliaque gauche et qui, chaque fois, aurait duré trois quarts d'heure et serait disparue spontanément.

Depuis quatre mois, douleurs dans les régions lombaires droite et gauche, passagères et disparaissant d'elles-mêmes Depuis dix jours la malade est traitée à la consultation externe du service, où on lui faisait quotidiennement des instillations de nitratre d'argent et des lavages de vessie.

État actuel. — Les mictions, très douloureuses, surtout à la fin, principalement quand la malade a ses règles. Il y a en moyenne une miction toutes les heures, jamais d'hématurie.

En plus des douleurs à la miction, il existe des douleurs spontanées, qui surviennent principalement le jour dans la région vésicale, elles affectent le caractère de brûlures internes. Depuis le début de l'affection, la malade a beaucoup maigri.

Examen de l'appareil urinaire.

Uretère = 0. *Vessie* non douloureuse, capacité 260 gr.

Reins. — On sent, à la palpation, l'extrémité inférieure du rein gauche douloureux.

Appareil génital. — Col petit, utérus normal, annexes mobiles et pas douloureuses.

L'urine est trouble, de réaction acide, et fournit un dépôt abondant. L'examen microscopique y décèle des leucocytes et de nombreux bacilles de Koch.

Appareil respiratoire. — La percussion et l'auscultation dénotent au sommet du poumon droit des lésions tuberculeuses ; expiration prolongée et craquements.

8 juillet. *Cystoscopie et cathétérisme urétéral*, par M. Albarran. — Le méat uréthral est très petit, mais l'introduction du cystoscope est néanmoins possible. Sans difficulté une sonde n° 6 est introduite dans l'uretère droit et y est fixée.

Examen des urines :

REIN GAUCHE (VESSIE)	REIN DROIT (SONDE)
Leucocytes.	Rares leucocytes.
Rares hématuries.	Nombreuses hématuries.
Nombreuses bactéries.	Pas de microbes.
Très nombreux bacilles de Koch.	Pas de bacilles de Koch.

Aspect..............	Trouble.		Légèrement trouble.	
Couleur..............	Jaune très pâle.		Rouge-brun.	
Réaction............	Faiblement acide.		Acide.	
Densité.............	1005		1027	
Quantité............	800 c.c.		430	
	par litre	en 24 h.	par litre	en 24 h.
	—	—	—	—
Urée..........	6.30 gr.	5 — gr.	20 — gr.	12.50 gr.
Chlorures...........	3.50	2.80	11.60	5 —
Acide phosphorique..	0.44	0.35	3.50	1.50
Albumine...........	0.50	0.40	1 —	0.43

Le 20. Néphrectomie.

Suites opératoires, bonnes.

Le 28. Ablation des fils.

Le 23 décembre, la malade quitte le service, guérie.

Obs. 49 (inédite). — **Albarran**. *Pyonéphrose tuberculeuse et cancer. Néphrectomie.*

M..., 35 ans, entre le 1er mai 1897, salle Velpeau, n° 12.

Pas d'antécédents héréditaires ni personnels.

En 1891, sont apparues des hématuries qui se sont produites sans cause occasionnelle ; elles se répètent de 1891 à 1894 ; leur durée varie de quelques heures à un mois ; elles sont séparées par des intermittences de même durée ; habituellement totales, et peu abondantes, elles sont quelquefois initiales ; parfois elles se sont accompagnées de caillots. En outre, le malade a noté dans la même journée l'alternance de mictions claires et sanglantes. Les crises hématuriques ne se sont pas accompagnées de douleurs ; elles n'augmentent pas la fréquence des mictions ; les fatigues, les transports en voiture sont sans influence sur elles. Deux fois, le malade aurait rendu de petits graviers phosphatiques.

En 1894, les hématuries cessent, pour ne plus se reproduire. Peu après le malade est atteint d'uréthrite avec orchite ; ces accidents durent trois mois, mais disparaissent d'une façon complète.

Fièvre typhoïde en avril 1896. Du mois de décembre 1896 au mois d'avril 1897, le malade présente un accès de fièvre quotidien, s'élevant de 38° à 40°. Dans l'intervalle, les urines deviennent troubles, le malade maigrit et ressent quelques douleurs vagues dans la région lombaire. Au mois d'avril, il constate pour la première fois une tumeur dans le flanc droit et il entre à l'hôpital.

A son entrée, on constate les signes suivants :

Il y a, dans le côté droit de l'abdomen, une masse de surface irrégulière, sonore dans sa partie inférieure ; non douloureuse ; son bord interne arrive à deux travers de doigt de la ligne du flanc ; l'extrémité inférieure arrive presque à l'ombilic ; l'extrémité supérieure ne semble pas pénétrer sous les côtes. Le ballottement est peu prononcé.

L'uretère n'est pas douloureux, le testicule paraît sain ; la prostate est bosselée et la vésicule gauche est un peu grosse, sans noyaux. La vessie est peu sensible à la distension, bien que le malade urine tous les trois quarts d'heure ; mais la fréquence des mictions existait déjà avant le début de la maladie. Les urines sont très troubles, surtout après la marche ; mais à aucun moment on n'y découvre de traces de sang ; pas de bacilles, fièvre le soir. Signes d'induration au sommet du poumon gauche.

Le 7 mai. M. Albarran pratique le *cathétérisme de l'uretère droit* et retire du pus presque pur.

Le 15. Une sonde à boule olivaire n° 6 est introduite de nouveau sans obstacle et laissée à demeure jusqu'au soir ; il s'en écoule une grande quantité de pus, dans lequel on ne trouve pas de bacilles de Koch, ni d'autres microbes ; une sonde plus volumineuse est arrêtée à 10 ou 12 cent. de l'embouchure de l'uretère. A la suite de cette évacuation, la tumeur a diminué sensiblement ; les jours suivants, on pratique seulement le massage de la tumeur pour faciliter l'expulsion du pus.

Le 15, cathétérisme de l'uretère gauche (rein sain) ; on retire 150 gr. d'urine un peu sanguinolente ; pendant le séjour de la sonde, le malade n'expulse pas une goutte d'urine par l'urèthre, mais seulement du pus. La sonde détermine une légère crise de colique néphrétique gauche qui cesse après son ablation. Vu l'absence de microbes, on porte le diagnostic de pyonéphrose tuberculeuse avec rétrécissement de l'uretère.

Le 19, on pratique de nouveau le cathétérisme de l'uretère sain. La sonde est laisssée en place vingt-quatre heures ; les urines recueillies, d'abord un peu sanguinolentes, deviennent ensuite absolument claires.

Examen comparé des deux reins :

	REIN DROIT MALADE (VESSIE)	REIN GAUCHE SAIN (SONDE)
	—	—
Urine	Très purulente.	Urine limpide.
Quantité	250 cc.	1270.
Densité	1015	1016.
Urée en 24 heures.	2 gr. 20	13 gr. 80.
Chlorures	3 gr.	15 gr.
A. phosph	0 gr. 19	1 gr. 24.

Le 24, néphrectomie par M. Albarran. Le rein droit, énorme, est difficile à mobiliser, il est entouré de petits foyers purulents ; l'uretère est réséqué dans l'étendue de 12 centim. A l'examen de la pièce, on constate que, outre ses lésions tuberculeuses, le rein enlevé est atteint de cancer, ainsi que cela a été démontré par l'examen histologique. Guérison sans incidents.

Le malade est revu guéri et très bien portant, en décembre 1897, avec des urines claires.

III. — **Lithiase rénale.**

Les résultats obtenus jusqu'à présent dans le diagnostic de la lithiase rénale par le cathétérisme des uretères doivent faire considérer cette méthode comme un moyen de diagnostic infidèle, car si dans quelques cas on a pu constater de façon sûre la présence d'un calcul ou de graviers dans un rein, d'autres fois on n'a eu aucune sensation spéciale, l'opération démontrant cependant l'existence de cette affection.

Quand on cherche à faire le diagnostic de cette maladie on doit, après avoir vu s'il y a ou non rétention, essayer de sentir un calcul en imprimant de petits mouvements à la sonde (obs. 52) et en faisant grande attention pour que la sensation de frottement, si elle se produit, ne passe pas inaperçue. Nous ne saurions conseiller d'essayer de faire le vide pour ramener des graviers dans l'œil de la sonde en agissant avec une seringue appliquée sur la sonde urétérale. La décompression du bassinet produit, en effet, un écoulement sanguin et, par conséquent, des lésions qui, rien que parce qu'elles sont capables de favoriser l'infection, doivent toujours être évitées.

Des tentatives ont été faites pour arriver à sentir d'une façon évidente le calcul.

Kelly se sert pour cela d'une sonde urétérale dont le bout a été enduit avec une composition d'huile et cire blanche ; il introduit la sonde dans le bassinet et lui imprime pendant un moment, en différents sens, des mouvements, la retire ensuite et en examine avec une loupe attentivement le bout pour voir s'il existe des rayures ou des dépressions sur la surface molle de la cire ; s'il y a un calcul dans le bassinet, ces modifications sont visibles.

Pasteau, d'autre part, a fait construire une sonde qui porte un bout métallique dont la surface est inégale ; il se propose, avec cet instrument, de chercher à percevoir plus nettement le frottement de la sonde contre le calcul et, peut-être, ramener des morceaux de gravier entre les inégalités de la pièce.

Pour résumer, nous dirons qu'aujourd'hui le diagnostic de calcul rénal se fait avec le cathétérisme par surprise ou par élimination :

Par *surprise*, lorsque au cours d'un cathétérisme on sent un frottement, plus ou moins durable, c'est-à-dire dans un espace plus ou moins réduit du trajet de la sonde. Ce frottement s'observe, pour ainsi dire, toujours au retour de l'instrument ; il peut arriver aussi que la sonde ramène dans son œil, ou sur la surface externe, quelques petits débris de calcul (obs. 51) ;

Par *élimination*, quand dans un cas difficile où le diagnostic oscille entre la tuberculose, le cancer, la lithiase, l'examen physiologique des deux reins montre que vraisemblablement il ne s'agit ni de tuberculose, ni de cancer. Par élimination de ces différents diagnostics, élimination faite à l'aide du cathétérisme, on arrive à admettre que ce n'est qu'un calcul qui peut provoquer les symptômes présentés par le malade.

Nous ne dirons qu'un mot, en terminant, du rôle du cathétérisme urétéral dans le cas d'anurie soupçonnée calculeuse ; il peut là rendre de grands services, peut faire connaître non seulement la cause de l'anurie, mais aussi le siège de l'obstruction.

Presque toujours il s'agit d'un calcul engagé dans l'uretère, dans sa partie supérieure, ou d'une pierre faisant bouchon dans le bassinet ; la partie de sonde engagée permet donc de connaître la longueur du trajet perméable et, parfois, le siège du calcul cause des accidents. Enfin, dans un cas très rare il est vrai, il a pu, à lui seul, déboucher l'uretère et amener la guérison (obs. 54).

Obs. **50**. — **Kelly** (1). *Calcul rénal reconnu par le cathétérisme.*

La malade a un gros rein à droite, dont le diagnostic était : sarcome ou carcinome.

Par le cathétérisme de l'uretère, je vis s'écouler 10 c. c. d'urine claire ; en appliquant l'aspiration, j'obtins des granulations noires; l'urine de ce côté contenait moitié moins d'urée que celle du côté sain.

La malade était dans un état tel qu'aucune opération ne fut pratiquée.

Obs. **51**. — **Kelly** (2). *Calcul rénal reconnu par le cathétérisme.*

Femme, 46 ans, souffrant d'une pyurie persistante dont l'origine était obscure.

Je fis le cathétérisme urétéral et, appliquant l'aspiration, je fis sortir une certaine quantité d'urine mélangée à beaucoup de pus ; il vint en même temps beaucoup de débris qui, examinés au microscope, furent reconnus être des masses d'acide urique. En retirant le cathéter, je trouvai un fragment irrégulier de calcul, de 1 millim. de diamètre, engagé dans l'œil de la sonde. En l'examinant au microscope, je vis que l'une de ses faces était noirâtre, mamelonnée et formée d'élévations arrondies, séparées par des sillons ; l'autre face différait complètement de la précédente ; elle ressemblait à une surface de fracture, avec des aspérités ; sa couleur était brun-clair, il était évident que c'était un fragment de pierre entraîné dans l'œil de la sonde. Du reste, j'eus encore la confirmation de cette idée en examinant à un faible grossissement la pointe de ma sonde ; elle était meurtrie comme par un contact violent avec une surface dure.

La malade n'a pas été opérée.

(1) *Med. News*, 30 nov. 1895. Thèse Imbert (Obs. XLV, p. 148).
(2) *Med. News*, 20 nov, 1895. Thèse Imbert (Obs. XLVI, p. 148).

Obs. **52**. — **Albarran** (1). *Calcul du rein droit diagnostiqué par le cathétérisme urétéral. Le calcul est senti avec la sonde.*

M. P..., de Barcelone, souffrait, depuis des années, d'accidents imputables à un calcul rénal ; ce malade, dont les urines étaient habituellement très purulentes, présentait des hématuries lorsqu'il fatiguait ou qu'il allait en voiture ; en même temps, il souffrait dans le rein et dans le ventre, mais sans prédominance de la douleur d'un côté ou de l'autre. Les hématuries et les douleurs étaient calmées par le repos. M. le Dr Azcarreta, de Barcelone, qui vit le malade il y a un an, trouva le *rein gauche* augmenté de volume et pratiqua la nephrotomie de ce côté ; il trouva dans le bassinet un gros calcul ramifié qui fut enlevé. Depuis cette opération, il persiste une fistule lombaire uropurulente, sans que le malade ait été soulagé ; le seul symptôme qui ait disparu est l'hématurie ; mais les douleurs continuent, les urines sont très purulentes et tout travail est devenu impossible.

Le 29 septembre, j'examine ce malade et je constate que le *rein droit* paraît un peu augmenté de volume ; mais le malade est gros, et le résultat de mon exploration reste douteux. Les deux régions lombaires sont sensibles à la pression profonde.

Avec l'aide de mon frère, le Dr Albarran, de la Havane, je pratique le cathétérisme urétéral le 30 septembre 1897. La sonde arrive facilement, sans rencontrer d'obstacles, jusque dans le bassinet du côté droit (côté non opéré).

Immédiatement, il s'écoule 12 gr. 5 d'urine purulente dont voici l'analyse :

Réaction................ ..	Acide.
Urée.....................	2 gr,60 par litre.
Acide phosphorique.......	1 gram.
Chlorures................	3 gr,50
Albumine.................	Assez forte proportion.

Nombreux leucocytes. Quelques hématies.

(1) Communiquée par M. ALBARRAN au *Congrès d'urologie* 1897. Thèse IMBERT (Obs. VII, p. 108).

Après avoir recueilli cette urine, je retirai la sonde, et *j'eus alors, de la manière la plus nette, la sensation d'un calcul qui grattait contre ma sonde*, exactement comme on sent parfois dans la vessie un calcul avec un instrument mou. Comme ma sonde se trouvait dans le bassinet et que, en outre, je savais par l'examen cystoscopique, qu'il n'y avait pas de calcul dans la vessie, le diagnostic de calcul rénal du côté droit se trouvait nettement établi. Je n'ai pu continuer l'étude de ce malade.

Obs. **53** (inédite). — **Albarran**. *Calcul urique du rein gauche.*

Mme De L..., 40 ans.

Symptômes vagues de lithiase rénale à gauche.

Cathétérisme du rein gauche, le 2 juin 1899.

La sonde est laissée en place pendant quelques minutes seulement.

L'urine recueillie est examinée par M. Léon Bernard dans le laboratoire de M. Albarran.

1er examen :

	REIN GAUCHE (SONDE)	REIN DROIT (VESSIE)
	—	—
Urée	12 gr. 41 par litre.	16 gr. 75.
Albumine	Traces.	Pas.
Examen histologique.	Leucocytes.	Cellules de la vessie.
Examen bactériologique	Colibacille.	Rien.
Examen cystoscopique	Δ . — 1,18.	Δ : — 1,52.

2e examen :

	REIN GAUCHE (SONDE)	REIN DROIT (VESSIE)
	—	—
Quantité	190 c.c.	160 c.c.
Couleur	Ambrée, bouillon de viande.	Jaune pâle.
Aspect	Trouble; dépôt blanc abondant de pus avec grumeaux. Même aspect.	
Densité	1013.	1014.
Réaction	Alcaline.	Alcaline.

Centrifugation.....	Liquide tout à fait limpide et jaune, dépôt rosé avec taches de sang coagulé.	Liquide tout à fait limpide et jaune, dépôt blanc homogène.
Globules blancs.		Très rares globules blancs.
Globules rouges.		
Cellules du bassinet, fragments de cylindres granuleux.		Très rares cellules de la vessie.
Masse de phosphates.		Masse de phosphates.
Urée......	7 gr. 56 par litre.	8 gr. 82 par litre.
Chlorures .	9 gr. 6 —	11 gr. 1 —
Phosphates.	0 gr. 70 —	0 gr. 85 —
Albumine..	1 gramme.	0 gr. 50 —
Sucre.....	Pas.	Pas.

Néphrolithotomie au mois de juin.

On laisse une sonde urétérale à demeure, et la guérison se fait en trois semaines sans fistule, malgré le grand embonpoint de la malade.

Au mois d'octobre, elle a eu une colique néphrétique avec expulsion d'un petit calcul.

En janvier, elle souffrait un peu du rein opéré.

Par le *cathétérisme (3 janvier) on constate à ce moment qu'il n'y a pas de rétention.*

On laisse une sonde à demeure pendant quarante-huit heures. Lavages du rein au nitrate. Le lendemain, un gravier est expulsé sans douleurs.

La malade est partie en parfait état. Elle va très bien, à la fin du mois de février.

Obs. **54**. — **Casper** (1). *Lithiase rénale gauche. Anurie ; le cathétérisme montre l'existence d'un obstacle dans l'uretère gauche. Guérison.*

Homme de 20 ans, ayant eu, à diverses reprises, des crises de coliques néphrétiques, à la suite de chacune desquelles il a rendu des petites pierres rouges ; le 26 février 1896, il eut de nouveau des

(1) *Monographie*, obs. IX ; Thèse Imbert (Obs XXXVIII, p. 141).

douleurs violentes dans les reins, du côté gauche ; à cette époque, il passa quarante-huit heures sans émettre une goutte d'urine et sans éprouver le besoin d'uriner; après quoi, il rendit environ 5 gr. d'urine ; il consulta alors son médecin qui me l'adressa.

Par la percussion de la vessie, je trouvai qu'elle dépassait la symphyse d'environ deux travers de doigt et j'évacuai par le cathétérisme 150 gr. d'urine, ce qui porte l'élimination de l'urine à 155 gr. environ pour une période d'environ soixante heures. Il s'agissait donc évidemment d'une anurie calculeuse, qui avait été complète pendant deux jours, et incomplète le troisième. On pouvait craindre qu'il n'y eût une pierre dans l'uretère gauche avec réaction réflexe sur le rein droit. J'ordonnai des bains chauds, des applications chaudes et des diurétiques. Dans la journée, la sécrétion urinaire augmenta, si bien qu'elle atteignit 500 gr. en vingt-quatre heures, pendant lesquelles le malade avait bu beaucoup.

Pour confirmer le diagnostic, je décidai de faire le cathétérisme de l'uretère gauche, et je pus introduire la sonde d'environ 10 centim. ; mais je ne pus la pousser plus profondément ; il ne s'écoula pas une goutte d'urine. Je découvris alors l'uretère droit et constatai qu'il laissait écouler de l'urine. — Immédiatement après l'exploration, le malade ressentit de violentes douleurs dans la région urétérale gauche, les douleurs s'irradiaient dans le flanc gauche ; un bain chaud, des applications chaudes, des boissons abondantes eurent raison de ces douleurs au bout d'une heure, pendant laquelle il s'écoula une urine contenant un abondant sédiment rouge brique ; le malade n'a pas remarqué l'issue d'une pierre comme lors des premières attaques. Depuis cette époque, la sécrétion urinaire devint de plus en plus abondante, et l'état du malade s'améliora progressivement.

IV. — **Cancer du rein.**

Un malade atteint de cancer du rein vient toujours consulter pour un des deux symptômes suivants : hématurie ou tumeur abdominale ; dans l'un ou l'autre cas, le cathétérisme des uretères est un excellent moyen de diagnostic.

S'il y a hématurie, il permet d'en localiser la source, de dire lequel des deux reins est atteint (voir page 33).

S'il y a augmentation de volume du rein, il démontre qu'il ne s'agit pas d'une rétention rénale ou bien que, s'il y a rétention rénale, il y a en même temps autre chose, car la rétention est une hématonéphrose à laquelle il est nécessaire de trouver une cause immédiate.

Dans le cas de cancer du rein le cathétérisme a, d'ailleurs, d'autres avantages : en plus du sang, il peut ramener des débris épithéliaux caractéristiques; d'autre part, l'étude de la fonction rénale est ici particulièrement intéressante.

Évidemment, dans le cancer du rein, on ne rencontre pas, comme dans la tuberculose, une diminution considérable de l'urée et des autres produits d'élimination ; c'est même là, dans des cas douteux, un moyen de diagnostic qu'il faut savoir utiliser. Cependant, M. Albarran a démontré qu'il existe dans le cancer épithélial des lésions inflammatoires de tout l'organe, néphrites interstitielles, néphrites parenchymateuses, si bien que même dans les cas de cancer limité le rein est malade dans son entier ; il y a même quelque chose de plus : dans certains cas la néphrite est double ; tandis que le cancer n'existe que dans un rein, les deux présentent des lésions telles qu'une intervention radicale serait pour le moins dangereuse. C'est dire l'utilité du cathétérisme des uretères au point de vue des indications opératoires.

Dans le cancer comme dans la tuberculose, l'opération idéale étant la suppression de l'organe malade, il est de toute nécessité, avant d'avoir recours à une néphrectomie, de savoir si le rein opposé peut suffire, à lui seul, à éliminer les produits d'excrétion urinaire.

Obs. 55. — **Casper** (1). *Cancer du rein confirmé par le cathétérisme.*

Femme atteinte d'hématurie depuis un an environ, très anémique, urinant très peu ; au cystoscope, on voyait sortir un mince filet de sang de l'uretère gauche, dont l'ouverture ne se contracta pas une seule fois au cours d'un examen d'une demi-heure ; il en fut de même pendant les examens ultérieurs.

Le cathétérisme urétéral ne donna pas d'urine, mais il était rempli de sang pur. A la palpitation, on sentait une grosse tumeur du rein gauche. On conclut que le rein était complètement envahi par la tumeur.

Obs. 56. — **Albarran** (2). *Épithélioma papillaire du bassinet gauche. Néphrectomie.*

M. D..., âgé de 43 ans, ayant toujours joui d'une bonne santé. En avril 1896, première hématurie durant trois jours ; le saignement est abondant sans caillots, spontané dans son apparition et sa terminaison. Les urines redeviennent claires jusqu'au mois de juillet de la même année : il survint alors une nouvelle hématurie très abondante durant huit jours, et présentant les mêmes caractères que le premier saignement. De nouveau, les jours suivants, les urines redeviennent claires. Depuis, tous les deux ou trois mois, le malade a eu des petites hématuries durant quelques heures, ne s'accompagnant d'aucune souffrance.

En avril 1898, une troisième grande crise hématurique se prolonge pendant dix jours ; les caillots sont nombreux et le malade a de la rétention d'urine. En mai 1898, j'examine M. D... : l'uretère, la vessie, la prostate, le rein droit paraissent absolument normaux. Le rein gauche est augmenté de volume : son extrémité inférieure

(1) *Monats. b. Krankh. des Harn. und Sexual Apparats*, 1897, p. 76. Thèse Imbert. Obs. XLIII, p. 146.

(2) In Th. Héresco (Obs. VI, p. 84).

dépasse le rebord costal ; je constate qu'il y a du ballottement et que le rein paraît un peu induré : le phonendoscope délimite une tumeur rénale, ayant le volume d'un gros poing fermé, en grande partie sous-costale.

L'examen cystoscopique me fait voir une vessie absolument normale.

L'urine, 1,600 gr. en 24 heures, légèrement louche : elle contient de nombreuses hématies, quelques leucocytes, et de très nombreuses cellules épithéliales de forme variée ; un assez grand nombre de ces cellules sont cylindriques. L'examen bactériologique montre de rares colibacilles. Dans cet examen chimique on note 18 gr. d'urée et 60 centigr. d'albumine par litre.

Le malade ne présente aucune trace de tuberculose : les poumons sont sains. Rien d'anormal dans les testicules ni dans les vésicules.

Le 14 mai, je pratique très facilement le cathétérisme de l'uretère gauche et je laisse en place pendant cinq heures une sonde souple n° 7, que le malade tolère, sans souffrance. Au moment où la sonde pénètre dans le bassinet, il s'écoule rapidement 80 gr. d'urine très sanglante ; puis le goutte à goutte s'établit.

L'analyse de l'urine du rein gauche recueillie par la sonde, et celle du rein droit prise dans la vessie, ont été pratiquées au laboratoire de M. Guyon, à Necker.

	REIN GAUCHE (SONDE)	REIN DROIT (VESSIE)
Quantité	110 cc.	115 c. c.
Densité	1020.	1020.
Réaction	acide.	acide.
Couleur	sanglante.	un peu teintée.
Odeur	normale.	normale.
Dépôt	rouge abondant.	un peu de dépôt rosé.
Albumine	0.70 par litre.	0.30 par litre.
Glucose	pas.	pas.
Indican	traces.	traces.
Pigments biliaires	pas.	pas.
Acide uuique	0.27 par litre.	0.30 par litre.

Urée..............	15 gr. 40.	16 gr. —
Chlorures.........	11 gr.	11 gr. 80 par litre.
Acide phosphorique.	1 gr. 78	1 gr. 80. par litre.

Très nombreuses hématies; quelques globules blancs : remarquable abondance d'éléments cellulaires polymorphes.

Nombreuses cellules épithéliales cylindriques; quelques-unes très nettes, en raquette.

Examen microscopique. — Hématies, quelques leucocytes, pas d'éléments cellulaires épithéliaux.

Hématies, quelques leucocytes, pas d'éléments cellulaires épithéliaux.

Je portai le diagnostic de *papillome probable du bassinet* et je pratiquai la néphrectomie chez les Frères de Saint-Jean de Dieu, le 20 mars, avec l'aide de mes internes, MM. Pasteau, Héresco et Cottet.

Incision lombaire, recto-curviligne, prolongée en bas sur la paroi latérale de l'abdomen. Dénudation du rein, assez difficile par quelques adhérences à la capsule graisseuse et parce que la tumeur est en grande partie sous-costale. Le rein est gros, de forme triangulaire : la base est formée par le parenchyme rénal, un peu bosselé; le sommet, par le bassinet distendu par une masse molle, non par du liquide. Une petite incision, pratiquée sur le bord convexe du rein, pendant qu'un aide comprime le pédicule, fait sortir par la plaie rénale une masse néoplasique papillaire, de couleur grise. Double ligature de l'uretère à 4 centim. au-dessous de son point d'abouchement dans le bassinet; section au thermocautère, du conduit entre ces deux ligatures. Pince à pédicule, un peu courbe sur les vaisseaux rénaux qui sont liés à la soie ronde en deux paquets supérieur et inférieur. Le rein est enlevé, et sur la tranche du pédicule je lie isolément les différentes branches vasculaires que j'aperçois. Je résèque alors la capsule graisseuse. Drain entouré de gaze stérilisée. Guérison sans accident d'aucune sorte, en trois semaines, mais il persiste une fistulette.

Le 6 novembre, le malade revient à Paris et j'enlève les fils du pédicule qui entretenaient la fistule. Je constate qu'il n'y a pas trace de récidive. Le 2 janvier 1899, le malade me donne les meilleures nouvelles de sa santé.

Obs. 57. — **Albarran.** *Néoplasme rénal gauche. Néphrectomie.*

Le nommé Pierre D..., âgé de 38 ans, employé de commerce, entre à l'hôpital Necker, salle Velpeau, lit n° 17, le 29 mai 1899.

Antécédents personnels. — Fièvres paludéennes, il y a quinze ans, environ, au Tonkin; a eu quelques accès encore après sa rentrée en France, mais depuis douze ans n'en a pas eu. Première blennorrhagie à l'âge de 34 ans, soignée avec des injections de permanganate et de sublimé, très bien guérie sans complications, pas de syphilis.

Les débuts de la maladie remontent au mois de juin 1898 ; à ce moment-là, le malade fut pris d'un accès de fièvre en tout semblable à un accès de fièvre paludéenne ; cet accès dura trois jours : le premier jour, la fièvre fit un retour offensif pour ensuite disparaître deux ou trois jours après ces symptômes ; première hématurie qui dura environ une demi-journée ; les urines étaient brunâtres sans caillots ; cette hématurie totale est survenue sans douleur, sans qu'aucun phénomène, sans qu'aucun trouble de la miction pût le faire prévoir au malade. Le malade urinait toujours sans douleur ni difficulté; cependant, il avait de la fréquence de la miction. Quinze jours ou trois semaines plus tard, il fut encore pris d'une hématurie en tout semblable à la première et qui dura deux jours.

A partir de ce moment, le malade a des hématuries à l'occasion de mouvements, de fatigues, tous les quinze jours, toutes les trois semaines ou même tous les mois. Le sang, qui tout d'abord était brunâtre, devient de plus en plus rouge vermeil et de plus en plus abondant ; puis, apparurent des caillots.

Le malade a commencé à souffrir vers le mois de décembre 1898; à ce moment-là, douleurs sourdes à l'hypogastre, s'irradiant dans les bourses et un peu dans la région lombaire ; ces douleurs survenaient lorsque le malade fatiguait ; sept à huit heures de repos suffisaient pour en avoir raison. Ces douleurs survenaient à la suite d'une hématurie. Le malade commençait par uriner du sang vermeil, d'abord sans douleur; puis, cinq ou six minutes après la première miction, il était obligé d'uriner de nouveau : il venait encore du sang et les douleurs apparaissaient, les fréquences de la miction persistaient (toutes les cinq ou six minutes environ), et le malade était obligé de se reposer et de cesser son travail.

Vers le mois de décembre et de janvier survinrent deux rétentions : la première dura dix heures, la deuxième trois ou quatre heures ; elles cédèrent seules sans sonde et lorsque le malade eut évacué un ou plusieurs caillots. Le malade n'a jamais remarqué de pus dans ses urines, jamais de graviers ni de sable. Les éléments surajoutés qu'il a remarqués sont des caillots allongés comme un ver, colorés diversement, tantôt rouges, brunâtres ou blanchâtres ; ils survenaient même lorsqu'il n'y avait pas d'hématurie ; ils venaient à la suite d'un effort et étaient les avant-coureurs des hématuries.

Actuellement, les douleurs, les hématuries, les fréquences ont diminué considérablement, le malade urine toutes les heures environ, mais il y a quelques jours, il n'urinait que toutes les deux heures environ. Ces fréquences ne paraissent pas varier le jour ou la nuit, les mictions sont faciles et normales. Polyurie, trois litres environ toutes les vingt-quatre heures. Depuis quatre ou cinq jours, les urines sont légèrement teintées de sang et laissent un très léger dépôt blanchâtre au fond du bocal. L'état général du malade est très satisfaisant ; cependant il a un peu maigri depuis un an, mais il ne sait s'il doit attribuer cet amaigrissement à la maladie ou à un travail plus fatigant auquel il s'est livré. On ne trouve aucun trouble du côté des organes respiratoires et digestif.

Rein gauche. — Bord inférieur, un doigt au-dessous de l'ombilic.

Bord externe, à trois travers de doigt de la limite externe du flanc.

Bord interne, à un bon travers de doigt de la ligne médiane.

Pôle supérieur ; sans passer au-dessus du pôle supérieur, la main plongeant sous le rebord costal le perçoit surtout quand le malade est assis.

Contact lombaire très net.

Sonorité intestinale au-devant de la tumeur.

La tumeur subit les mouvements respiratoires, sa surface paraît assez régulière, sa consistance ferme.

Rein droit, son pôle inférieur seul est perceptible.

Pas de ganglions dans les régions inguinales. Pas de varicocèle.

Cathétérisme de l'uretère gauche. La sonde urétérale est laissée en place vingt-quatre heures, mais elle ne donne qu'une petite quantité d'urine, réservée pour l'*examen cryoscopique* dont les résultats sont :

Rein droit, point Δ :	— 1,48
Rein gauche, point Δ :	— 0,70

Examen de l'urine globale.

Quantité	2,800 c.c. par 24 heures.
Aspect	Trouble.
Couleur	Jaune rougeâtre.
Odeur	Forte.
Réaction	Alcaline.

	Par litre	Par 24 h.
Urée	10,10 gr.	28,30 gr.
Acide urique	0,14 —	0,39 —
Chlorures	7,10 —	19,80 —
Acide phosphorique	0,96 —	2,68 —
Albumine	0,40 —	1,10 —
Glucose	0	0
Pigments biliaires	0	0

Le 12. Néphrectomie lombaire. Le rein gauche est envahi par une masse de néoformation. On met un drain dans la cavité ; pansement sec.

22 juin. On enlève les points de suture, on raccourcit le drain.

10 juillet. Sorti complètement guéri.

Obs. **58.** — **Albarran** (1). *Néoplasme rénal. Néphrectomie. Guérison.*

M. H. L..., âgé de 46 ans. Il y a deux ans, douleur légère du côté droit ; la douleur se renouvela ensuite, à des intervalles

(1) *Congrès d'urologie*, 1899, p. 515.

variables et devint très aiguë il y a deux mois, affectant les caractères d'une colique néphrétique. A ce moment, les urines examinées pour la première fois, étaient sanguinolentes. Le malade fut mis au régime lacté.

Depuis deux mois, urines habituellement claires, mais trois fois encore elles ont été sanguinolentes pendant plusieurs mictions dans une même journée.

A l'examen, je constate, malgré le fort embonpoint du malade, que le *rein droit est augmenté de volume* et déborde de trois travers de doigt les faussses côtes. Le reste de l'appareil urinaire est sain; la santé générale bonne.

Analyse des urines.

1° Urines globales.

Quantité	90 c. c.
Densité	1,013.
Réaction	Acide.
Couleur	Jaune avec dépôt floconneux, rosé, abondant.
Urée	17 gr. 02 par litre.
Chlorures	4 gr. 50 —
Phosphates	2 gr. 40 —
Albumine	Traces.
Sucre	Pas.

2° Urines séparées par le cathétérisme urétéral.

	REIN DROIT (CANCER)	REIN GAUCHE
	—	—
Couleur	Rouge hémorrhagique.	Jaune clair.
Réaction	Acide.	Acide.
Urée	6 gr. 30 par litre.	8 gr. 32 par litre.

Néphrectomie lombaire le 30 mai 1899, chez les frères de Saint-Jean de Dieu, rein adhérent, pédicule épais que je dus lier à la soie. Guérison. Le malade part pour Tanger au mois de juillet.

CONCLUSIONS

Le cathétérisme cystoscopique des uretères est actuellement une *méthode d'exploration pratique, inoffensive et d'une utilité incontestable :*

1° *Pratique*, parce qu'avec un bon instrument tout chirurgien peut arriver rapidement à réussir à peu près dans tous les cas, aussi bien chez l'homme que la femme ;

2° *Inoffensive*, parce qu'en agissant avec les précautions nécessaires et en suivant une méthode rigoureuse on n'a, pour ainsi dire jamais, à redouter d'accidents ;

3° *D'une utilité incontestable*, parce qu'on peut ainsi, soit poser entièrement un diagnostic, soit compléter un diagnostic déjà fait.

A un point de vue plus spécial le cathétérisme des uretères peut *faire localiser dans l'arbre urinaire une affection qui se présente avec des symptômes non caractéristiques*, soit qu'on soupçonne une rétention rénale et qu'il s'agisse d'un kyste de l'ovaire ou du foie par exemple, soit qu'on ait pensé à une tumeur d'un autre organe et que le cathétérisme de rein permette de vider la collection.

Le cathétérisme des uretères peut également *faire localiser dans le rein ou dans la vessie une affection urinaire déjà déterminée quant à sa nature.* Par exemple, lorsque, après avoir trouvé du pus ou même des bacilles de Koch dans l'urine, on ne sait s'il faut les attribuer à la vessie atteinte de cystite, à un des deux reins, ou même aux deux reins à la fois.

Pour ce qui est du *diagnostic différentiel des maladies du rein entre elles*, en particulier du diagnostic des rétentions rénales et de la tuberculose avec la lithiase et le cancer, le cathétérisme des uretères rend les plus grands services en permettant de mesurer exactement la valeur fonctionnelle de l'organe.

Il permet donc de poser une indication opératoire absolue.

Connaissant l'état de l'uretère, on se trouve ordinairement en possession de la cause d'une rétention rénale et on peut aller la traiter.

Connaissant la valeur fonctionnelle du rein malade, on sait si l'on est en droit de le supprimer.

D'autre part, grâce au cathétérisme, on peut examiner comparativement l'élimination du rein du côté opposé et voir s'il est capable, à lui seul, d'assurer la fonction rénale. *L'insuffisance fonctionnelle du rein supposé sain devient la contre-indication absolue de toute intervention radicale sur le côté malade.*

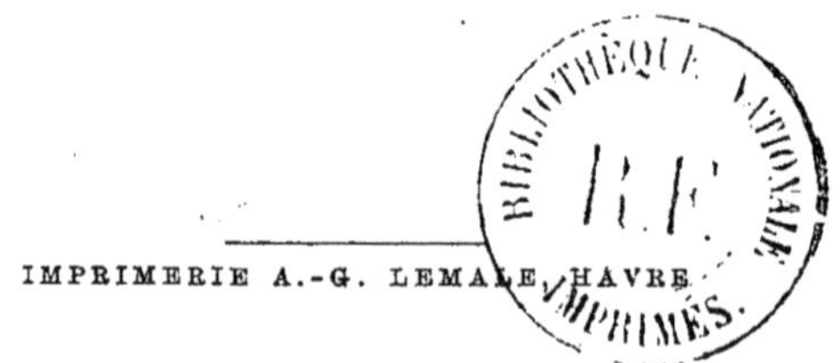

IMPRIMERIE A.-G. LEMALE, HAVRE

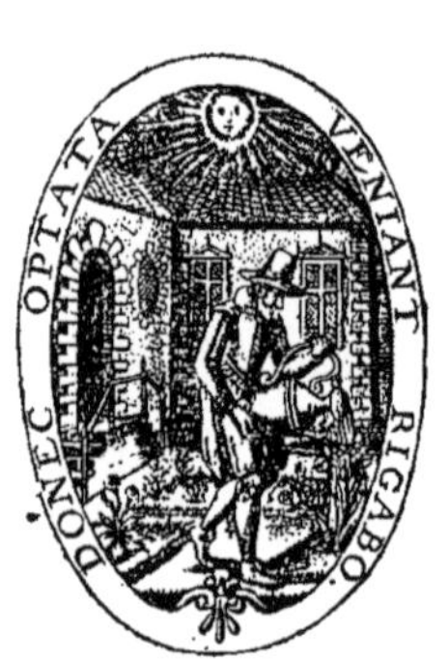

IMPRIMERIE A.-G. LEMALE. HAVRE

www.ingramcontent.com/pod-product-compliance
Ingram Content Group UK Ltd.
Pitfield, Milton Keynes, MK11 3LW, UK
UKHW022110260726
13993UKWH00001B/416

9 782329 147918